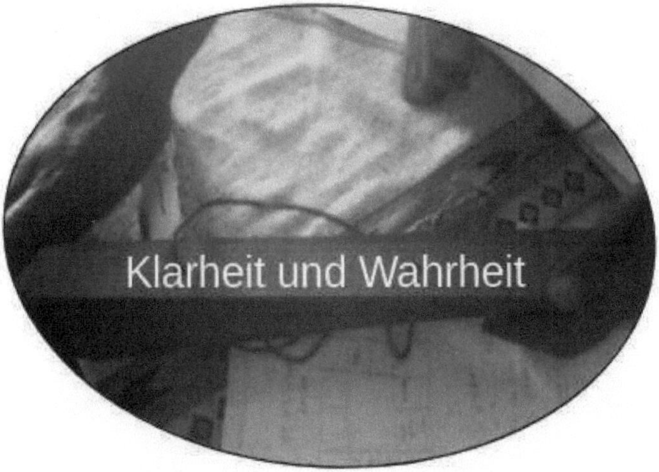
Klarheit und Wahrheit

Karl-Heinz Klein

Klarheit und Wahrheit

Mein Weg zu (m)einem klaren
und wahren Bewußtsein.

Karl-Heinz Klein

Klarheit und Wahrheit

Mein Weg zu (m)einem klaren
und wahren Bewußtsein.

Bibliografische Information der Deutschen Nationalbibliothek:
Die Deutsche Nationalbibliothek verzeichnet diese Publikation in der Deutschen Nationalbibliografie;
detaillierte bibliografische Daten sind im Internet über http://dnb.dnb.de abrufbar.

Sie werden sich nun vielleicht fragen: Wie komme ich denn zu dieser Klarheit und Wahrheit? Zu Klarheit und Wahrheit in seinem Leben gelange ich, meiner Meinung nach, nur über eine Bewußtseinsveränderung. Bewußtseinsveränderung in dem Sinne, das man bewußter mit sich, seinem persönlichen Umfeld, seiner Ansicht und Meinung, seiner Umwelt, bis hin zu mit „Allem was Ist", umgeht.

Ich möchte sie aber auch gleichzeitig warnen. Jede Bewußtseinsveränderung verändert auch zwangsläufig ihre Einstellung zu ihnen selbst und auch anderen gegenüber. Es wird auch vorkommen, dass Freunde und Bekannte sie auf einmal nicht mehr verstehen, verstehen können oder wollen. Das wird unweigerlich auch bei ihnen so sein. Dafür kommen neue und andere. Es wird eventuell auch so sein, dass sich ihre Interessen ändern. Das und mehr zeigt ihnen dann, daß sie sich geändert haben und wahrscheinlich auch noch weiter ändern.

Es heißt auch nicht umsonst: Das Leben ist eine ständige Veränderung. Jeden Tag gibt es neue, gute oder schlechte Nachrichten. Jeden Tag ändert sich die Welt. Warum nicht auch Sie? Schließlich können sie selbst über ihr Leben bestimmen. Wenn sie es denn auch wollen. Viele sind ja auch noch fremdgesteuert und merken es nicht. Viele wollen auch gar nicht großartig über ihr Leben nachdenken. Sie lassen es geschehen, was und wie etwas kommt. Gehören sie auch dazu? Dann können sie es ja jetzt ändern. Vorausgesetzt sie wollen es auch. Sie kennen ja vielleicht auch den Spruch: Wer zu spät kommt, der hat das Nachsehen.

Inhalt

Vorgeschichte

Bevor ich zu den einzelnen Themen komme und was sie mit Klarheit und Wahrheit verbindet, möchte ich hier an dieser Stelle meine eigene Entwicklung und meinen Weg, hin zu Klarheit und Wahrheit, kurz erzählen.

Alles begann im Jahr 2003. Meine bis dahin gewohnte Welt brach Stück für Stück zusammen. Ich hatte ein Haus, und das obere Stockwerk, das bis letztes Jahr davor vermietet war, wollte ich wieder vermieten, aber es sollte wohl nicht sein. Entweder meldete sich überhaupt niemand oder die möglichen Nachmieter hatten Vorstellungen und Wünsche, die ich zum einen unverschämt fand, und zum anderen nicht erfüllen konnte oder auch wollte. In einem Gespräch mit meiner Schwester zu dieser Situation, sagte mir diese, das sie gerne die Räume reinigen würde. Ich fragte scherzhalber, ob sie die Zimmer alle putzen wollte. Sie antwortete daraufhin, dass sie die Räume energetisch reinigen und nicht putzen wollte. Ich wusste nicht was sie mit energetisch meinte. Also fragte ich nach. Sie erklärte mir, das es eine Energieform mit dem Namen Reiki (ausgesprochen Reeki) gibt und das man mit dieser Energie Räume von fremden oder noch vorhandenen Energien reinigen und klären kann. Ich wusste auch nicht wie das gehen sollte und lies sie machen. Interessiert schaute ich zu, konnte aber nicht nachvollziehen was sie da so machte. Meine Neugier war geweckt. Ich besorgte mir also Bücher über Reiki. Außerdem wollte ich auch Wissen ob es in meiner Gegend jemanden gibt der Reiki praktiziert. Gab es. Dazu komme ich gleich noch.

Zum 01.01.2003 trat die Hartz 3 Reform in Kraft. Die besagte unter Anderem, das ab diesem Zeitpunkt nur noch Leute vom Arbeitsamt in eine Weiterbildung oder Ausbildung geschickt werden, wenn ein Arbeitgeber sagt, um diese/n Arbeitslose/n einzustellen, braucht diese Person eine bestimmte zusätzliche Ausbildung. Oder das Arbeitsamt sagt, um diese eine Person wieder in den Arbeitsmarkt zu bringen braucht es für einen bestimmten Bereich, z.B. eine Weiterbildung. Diese Reform kam wie ein Erdbeben in die Aus- und Weiterbildungsstätten. Die meisten dieser Einrichtungen hatten sich nicht auf diese rigorose Maßnahme vorbereitet oder eingestellt. Jetzt wurden nicht mehr massenweise Leute in solch eine Bildungsstätte geschickt, sondern, nur wenn sich eine Bildungsstätte in einem bestimmten Bereich spezialisiert hatte, bekam es noch den Zuspruch zur Weiter- oder Ausbildung. Das hieß aber auch, dass unter Umständen nur eine Person in eine Weiterbildungsmaßnahme geschickt würde. Das hat die meisten Weiter- und Ausbildungsstätten, die bisher sozusagen vom Arbeitsamt abhängig waren, dahingerafft. Bis dahin war aber auch das Arbeitsamt selbst überfordert, weil es noch nicht genau wusste, wie man diese Reform umsetzen sollte. Das Arbeitsamt machte deshalb einen radikalen Schnitt und genehmigte keine weiteren Maßnahmen, bis auf unbestimmte Zeit. Mein damaliger Arbeitgeber, hatte sich aus welchen Gründen auch immer, anscheinend nicht genug darauf vorbereitet oder informiert. Es traf uns wie ein Blitz. Ich war zu der Zeit als Ausbilder für Netzwerktechnik in einer Bildungseinrichtung tätig. Mein Kurs ging noch bis Ende Februar. In den verbleibenden zwei Monaten sollte ich noch zusätzlich zu meiner Arbeit neue Konzepte entwickeln, die mehr oder weniger vom Arbeitsamt vorgegeben wurden. Mit der Hoffnung weiterhin Leute vom Arbeitsamt geschickt zu bekommen. Ich hatte auch einige Konzepte entwickelt, aber wie gesagt, hatte das Arbeitsamt erst mal alle Maßnahmen für die kommende Zeit gestoppt. Auch die, die schon geplant waren. Außerdem wollte sich das Arbeitsamt auch die Zeit nehmen die vorgeschlagenen Konzepte zu überprüfen und dann erst, wenn diese als sinnvoll erachtet werden, in ihren neuen Maßnahmekatalog aufzunehmen. Dass das nicht innerhalb eines Monats geschieht, kann man sich wohl denken. Dann passierte eben das unvermeidliche. Da es in absehbarer naher Zukunft keine neue Weiterbildung in meinem Bereich geben wird, wurde mir zum Ende Februar gekündigt. Nun war ich also arbeitslos.

Ich fragte mich, wie soll es weitergehen? Da ich ja jetzt ein bisschen mehr Zeit hatte nahm ich mir diese und wollte genaueres über Reiki wissen. Ich hatte alle Bücher, die ich mir besorgt hatte, gelesen. Theoretisch hörte sich das alles gut an, nun wollte ich die Praxis sehen und erleben. Ich hatte eine Frau gefunden, die Reiki praktizierte und Infoabende abhielt. Ich fuhr dann eine Zeitlang zu den Abenden hin und lies mich dann einweihen. Drei Monate später lies ich mich bei einer anderen Frau in den zweiten Grad einweihen und noch mal drei Monate später lies ich mich zum Meister und Lehrer einweihen. Mit den Besuchen der Infoabende und der ersten Einweihung in Reiki, begann auch gleichzeitig die Reise in die Spiritualität[1] und Energiearbeit. Diese Energiearbeit ist aber nicht gleichzusetzen mit der allgemein gemeinten Energie[2]. Sondern gemeint ist die spirituelle, geistige Energie.

Energie übertragen kann und darf jeder. Das reichte mir aber nicht. Wenn ich Menschen behandeln will, dann richtig. Somit traf ich den Entschluss Heilpraktiker zu werden. Irgendwie liegt das auch in meiner Familie. Meine Urgroßmutter war schon Heilpraktikerin und einer meiner Brüder war auch schon seit einigen Jahren Heilpraktiker. Anfang Februar 2004 meldete ich mich bei einer Heilpraktikerschule an. Im Frühjahr 2007 bestand ich die Prüfung vor dem Gesundheitsamt und bekam die Zulassung als Heilpraktiker.

Das Jahr 2003 fing ja für mich nicht besonders gut an. Es kam aber noch ein bisschen heftiger. Zu meiner Arbeitslosigkeit kam noch die Trennung von meiner Frau. Irgendwie hatten wir uns auseinander gelebt. Wir trennten uns aber im Guten. Alleine konnte ich jetzt aber auch mein Haus nicht mehr unterhalten. Ich hatte das

---

1 Der **Spiritualismus**: Lehre, die das Wirkliche als geistige Erscheinungsform versteht. (Fremdwörterlexikon)
Spirituell: geistig, geistlich. (Fremdwörterlexikon)

2 Die **Energie**: Schwung, Tatkraft, Entschlossenheit, Nachdruck; Fähigkeit, Arbeit zu verrichten. (Fremdwörterlexikon)

Haus von meiner Mutter übernommen. Meine Geschwister ausbezahlt und das Haus umgebaut. Das alles kostete Geld und ich hatte dementsprechend Kredite laufen. Keine Mieter, keine Arbeit. Nun kam es wie es kommen musste. Ich konnte auf absehbare Zeit den Verbindlichkeiten nicht mehr nachkommen. Somit stand der Hausverkauf an. Ich löste meine Lebensversicherung auf und verkaufte das Haus an einen meiner Brüder. Mit diesen Maßnahmen konnte ich die noch vorhandenen Schulden begleichen. Es blieb sogar noch etwas übrig. Das teilte ich dann auch mit meiner von mir getrennten Frau. Sie hatte ja schließlich auch die ganzen Jahre über ebenfalls Geld mit in das Haus gesteckt. Zu meinem Haus gehört auch noch ein Nebengebäude. Das gehört mir noch. In dem hatte ich vor Jahren eine Einliegerwohnung für einen anderen Bruder von mir errichtet. Der ist leider vor ein paar Jahren verstorben und die Wohnung stand seit der Zeit leer. Dort zog ich nun ein. Und wohne immer noch dort.

Das Jahr 2003 hatte aber noch mehr zu bieten. Ebenfalls im Frühjahr 2003 gab es einen Bericht im Fernsehen über einen Heiler, der mit Hilfe der Jesusenergie „Wirbelsäulenbegradigung mit Beckenschiefstandausgleich" praktizierte und durchführte. Zu der Zeit fuhren schon die Kunden mit Bussen zu ihm. Es wurden die Beinlängen vor der Behandlung und nach der Durchführung der Begradigung gezeigt. Es wurden teils Beinlängenunterschiede von 2 bis 3 cm begradigt. Ich war fasziniert davon. Mit Reiki kann ich das leider nicht machen. Irgendwann später wurde noch mal ein Beitrag von dem Heiler gezeigt, bei dem er eine ganze Sporthalle voller Klienten an einem Tag behandelte. Ich lies mir dann selbst Ende des Jahres 2003 von einer Heilpraktikerin, die eine Ausbildung bei diesem Heiler gemacht hatte, die Wirbelsäule begradigen, mit Beckenschiefstandausgleich. Übrigens: Meine Beine sind bis heute immer noch gleich lang. Näheres dazu gibt es im Kapitel Wirbelsäulenaufrichtung. So wird das heute bezeichnet.

Während der Ausbildung zum Heilpraktiker wurden auch verschiedene Therapie- und Behandlungsformen angesprochen. Ob das Akupunktur[3] oder Homöopathie[4] war, oder Bio-Resonanz oder Cranio-Sacrale Therapie. Die letzten beiden interessierten mich sehr. So entschied ich mich zusätzlich eine Cranio-Sacral-Ausbildung zu machen. Zur Bio-Resonanz kam ich erst später.

Ich möchte nun zu den verschiedenen Themen übergehen.

---

3 **Akupunktur** = Chinesisches Heilverfahren (mit Nadeln) (Fremdwörterlexikon)

4 **Homöopathie** = Heilverfahren mit geringen Dosen von Medikamenten, Naturheilverfahren (Fremdwörterlexikon)

Am und mit dem Körper arbeiten

Was kann ich mir darunter vorstellen oder was ist damit gemeint?

Am Körper arbeiten bedeutet unter Anderem, das man entweder körperlichen Kontakt hat, wie z.B. bei einer Massage oder auf energetischer Ebene an bestimmten Stellen am Körper behandelt wird. Das kann auch berührungslos sein.
Mit dem Körper arbeiten bedeutet unter Anderem, dass man, wie es schon im Satz steht, mit dem Körper arbeitet. Das kann z.B. Gymnastik oder Yoga oder auch Jogging sein. Auf energetischer Ebene kann es die Aura oder die Chakren sein.

Es gibt aber auch die Möglichkeit der Kombination von Beiden. Am und mit dem Körper arbeiten macht z.B. der Physiotherapeut oder die Physiotherapeutin. Die Cranio-Sacrale-Therapie gehört hier auch dazu.
Was mit energetischer Arbeit, Aura und Chakren[5] gemeint ist, darauf gehe ich in späteren Kapiteln ein.

Es ist jetzt auch nicht mein Anliegen genauer auf die verschiedenen Methoden der Physiotherapie oder der

---

5 Mit **Chakra** (Sanskrit, m., wörtlich: ‚Rad‘, ‚Diskus‘, ‚Kreis‘), Plural *Chakren*, werden im tantrischen Hinduismus, im tantrisch-buddhistischen Vajrayana, im Yoga sowie in einigen esoterischen Lehren die angenommenen subtilen Energiezentren zwischen dem physischen Körper und dem fein stofflichen Körper (vgl. Astralleib) des Menschen bezeichnet. Diese seien durch Energiekanäle verbunden. (Wikipedia)

Massage einzugehen. Das sind auch nicht meine Themengebiete.
Ich möchte Ihnen gerne die verschiedenen Therapien und Methoden, mit denen ich zu tun habe, näher bringen. Dazu gehört auch die energetische und geistige Arbeit.

Und damit kommen wir auch schon zum nächsten Punkt.

Energetisches Arbeiten

Wenn ich von der Energiearbeit spreche, weiß ich nicht ob sich diese Energieform überhaupt beschreiben lässt. Eines weiß ich aber mit Sicherheit, Energie lässt sich spüren. Ich jedenfalls kann sie spüren. Und so manche Patientin oder mancher Patient kann sie auch spüren. Je nachdem wie empfindsam jemand ist. Manche spüren mehr, manche weniger und manche überhaupt nichts. Was aber nicht heißt, dass die Energiearbeit nicht wirkt.

Energiearbeit die ich meine und mit der ich arbeite, ist für mich eine Energieübertragung von mir und durch mich auf eine andere Person. Bei dieser Form der Energieübertragung spricht man vom „reinen" Energieheilen mit der überall vorhandenen Lebensenergie, wie z.B. Reiki, Chi, Prana, Orgon usw.

Beim reinen Energieheilen fehlen religiös-spirituelle Elemente. Ein spiritueller Heiler bezieht sich z.B. auf die Erzengel, wie z.B. Michael, Gabriel, Raphael, Uriel, usw.

Egal ob energetischer oder spiritueller Heiler, beide kommen zumindest kurzfristig in Kontakt mit der Heilenergie und übertragen diese höhere Energie auf die zu behandelnde Person.

Während der Übertragung kommt die Energie dann im Körper an und bewirkt dort Heilung. Diese kann sowohl physisch oder psychisch, oder auch beides, sein.
Die Quelle dieser Energien liegt jenseits dieser Realität unserer 3. Dimension und unseres Vorstellungsvermögens. Sie stammt wohl aller Wahrscheinlichkeit nach aus der Ur-Quelle allen SEINS, unserem kosmischen Ursprung. Und ist somit ein Aspekt der Urschöpfungskraft. Genaues weiß man nicht, man kann es nur vermuten und so akzeptieren, dass es immer noch Dinge gibt, die die Wissenschaft nicht erklären kann.

Und das Tolle bei der Energiearbeit ist, das man nicht daran Glauben muß. Sie wirkt auch so.

Es gibt ein schönes Experiment um selbst so etwas wie eine gewisse Energieform zu spüren und das fast jede Person ausprobieren kann.

Das geht folgendermaßen:
Setze dich bequem hin, z. B. auf einen Stuhl. Atme einige Male tief ein und aus, bis du einen ruhigen Zustand erreicht hast. Hauptsache du hast es bequem und wirst durch nichts abgelenkt. Es geht also darum, ganz ruhig zu werden.

Nun halte deine Hände parallel vor deiner Brust zu einander und etwa in einem Abstand von 5 cm – 10 cm auseinander. Deine Finger sind dabei ganz leicht gestreckt. Gerade so, als würdest du beten, nur dass sich deine Hände nicht berühren.

Kreise nun deine Hände ganz leicht, so als würdest du einen Ball formen. Nun spüre genau hin. Nach einer Weile fühlt es sich an, als wäre irgendetwas zwischen deinen Händen. Ein unsichtbares Energiefeld hat sich gebildet. Du kannst nun diese Energie spüren und damit experimentieren. Kreise weiterhin die Hände und führe sie etwas näher zusammen und wieder auseinander. Wenn du sie näher zusammenführst kannst du eventuell feststellen, dass das Energiefeld sich dichter und stärker anfühlt. Wenn du sie nun wieder weiter auseinander nimmst, wirst du merken, dass das Energiefeld wieder schwächer wird. Nimmst du sie noch weiter auseinander wirst du bald kein Energiefeld mehr spüren. Damit du dich besser auf das Fühlen der Energie zwischen deinen Händen konzentrieren kannst, empfiehlt es sich die Augen zu schließen. Muß aber nicht sein. Je öfter man dieses macht, desto intensiver wird das Fühlen der Energie. Und wenn es nicht gleich auf Anhieb klappt dann verzweifle nicht, probiere es einfach weiter. Es wird schon werden. Ich weiß es.

Geistiges Arbeiten

Wie schon beim energetischen Arbeiten ist es auch hier nicht einfach dieses geistige Arbeiten zu erklären oder zu beschreiben.

Geistiges Arbeiten ist eng mit dem energetischen Arbeiten verbunden. Vielleicht geht das energetische Arbeiten auch gar nicht ohne geistiges oder mentales Zutun. Denn auch beim energetischen Arbeiten bedarf es irgendeiner Übertragungsenergie, wie z.B. Reiki, die durch die behandelnde Person auf die zu behandelnde Person übertragen wird. Diese Übertragung geschieht mit Zutun der geistigen Hilfe. Was ich damit sagen will, ist, dass die behandelnde Person eine Verbindung braucht, entweder zur geistigen Welt, zu irgendeinem Erzengel oder irgendeiner Energieform, wie z.B. Reiki. Alle diese „geistigen Helfer" stehen in irgendeiner Form, ob es Reiki oder einer der Erzengel ist, zur Verfügung. Das kann man in etwa mit dem Beten vergleichen. Irgendeine Person bittet Gott oder Jesus um Hilfe. Und während dem Gebet verbindet sich diese Person geistig mit Gott oder Jesus. Auch hier steht Gott oder Jesus zur Verfügung.

Die „Medizinmänner" bei den indigenen Völkern sind solche geistigen Arbeiter und Heiler. Sie gibt es heute noch. Und sie sind in den verschiedensten Erdteilen tätig. Anders als hier in Europa haben diese teilweise ein sehr hohes Ansehen oder einen sehr hohen Stand und werden auch dementsprechend geachtet.

Wir geistig-energetischen Heiler oder Arbeiter werden hier in Europa meistens immer noch belächelt oder sogar als Hexer bezeichnet. Ich möchte nicht verschweigen, dass es sowohl hier wie auch anderswo auf der Welt, geistig-energetische Heiler und Arbeiter gibt, die nicht immer das Wohlwollen einer Person im Sinn haben. Ich möchte hier z.B. eine/n Voodoo-Priester/in nennen. Dementsprechend bezeichnend gibt es auch die „weißen“ oder „dunklen“ Hexen oder Hexer. Die „weißen“ stehen für das „Gute“, die „dunklen“ für das „Schlechte oder Böse“.

Und ob sie es glauben oder auch nicht, es gibt auch hier bei uns, und in Europa, beides. Ich möchte an dieser Stelle aber nicht näher darauf eingehen. Für diejenigen, die sich dafür interessieren, gibt es genügend Informationsmöglichkeiten.

Ich gehöre zu den Guten. Das wurde mir auch von einem indischen Swami[6] bestätigt, der schon mal meinen Energiefluß gesehen und auch gespürt hat.

---

6 **Swami** oder **Svami**, (Sanskrit) Mönch, respektvolle Anrede, Ehrentitel. (Wikipedia)

Aura

Die Lebenskraft ist nicht im Menschen eingeschlossen, sondern umstrahlt ihn wie eine leuchtende Kugel und kann in die Ferne wirken. In diesen halb stofflichen Strahlen kann die Vorstellungskraft eines Menschen gesunde oder krankmachende Wirkungen hervorrufen.

Paracelsus, 1493–1541

Ich weiß jetzt nicht genau was Paracelsus damals damit gemeint hat und woher er das Wissen hatte. Für mein heutiges Verständnis und meiner Meinung nach, meint er, oder beschreibt er mit der Lebenskraft die Aura[7], die uns umgibt. Über die Aussage von Paracelsus darf sich jede/r so seine eigenen Gedanken machen.

Was ist nun die Aura oder was ist damit gemeint? Umgangssprachlich ist damit die Ausstrahlung einer Person gemeint. Man kann diese Ausstrahlung auch als Energiekörper bezeichnen, die sich erspüren oder erfühlen lässt.

Ein Beispiel. Die meisten von uns kennen das vielleicht. Ob das beim Einkaufen, beim Anstehen in einer Schlange vor der Kasse ist, oder wenn man sich in einer Gruppe aufhält. In dem Moment, wenn man einer

---

7 **Aura** = Energiekörper, eine angeblich wahrnehmbare Ausstrahlung in der Esoterik, umgangssprachlich die „Ausstrahlung“ einer Person. (Wikipedia)

Person zu Nahe kommt, spürt oder fühlt man auf einmal, dass der Abstand zu einer Person vor einem zu Nahe ist. Man fühlt sich nicht wohl und geht wieder einen Schritt zurück. Dasselbe ist, wenn sich jemand hinter einem nähert und zu Nahe kommt. Dann spürt man ein Unwohlsein und möchte am liebsten auf Abstand gehen. Ich denke, jeder hat schon mal so etwas in so einer oder ähnlichen Situation erlebt. Es gibt Leute die für so etwas kein Gespür haben und stehen dann so nahe vor einem, das man automatisch einen Schritt zurück geht, oder diese Person darauf Aufmerksam machen muß, dass sie einem zu Nahe ist. Das kann aber nicht immer jede oder jeder. Das ist das unbehagliche Gefühl wenn einem jemand zu Nahe in sein eigenes Energiefeld oder die Aura kommt. Dasselbe gilt auch umgekehrt. Manchmal hat man es auch gerne wenn eine Person einem zu Nahe kommt. Dann kann es auch manchmal nicht nah genug sein. Das ist dann ein sehr angenehmes Gefühl. Das kennen bestimmt auch viele.

Manchmal, wenn ich energetisch arbeite, ist es auch notwendig, das ich überprüfen muss, bis zu welchem Abstand das Energiefeld dieser Person vom Körper entfernt ist. Daraus lässt sich schon erkennen wie stark das Energiefeld ist. Wenn der Abstand nur zwei Zentimeter ist, dann ist das Energiefeld schwach. Wenn der Abstand aber zehn Zentimeter ist, dann ist das Energiefeld sehr stark. Daraus lässt sich auch schon in etwa erkennen inwieweit der gesamte körperliche Zustand dieser Person ist.

Früher, als ich noch Personen Reiki übertragen habe, wollte manchmal die Eine oder der Andere wissen wie stark oder schwach ihr Energiefeld ist. Ich habe sie es dann selbst spüren lassen. Bevor ich mit der Übertragung angefangen habe, die Person auf der Behandlungsliege auf dem Rücken lag, diese die Augen offen hatte damit sie auch sehen konnte was ich mache, bin ich mit meiner rechten Hand von oben, etwa in einem Abstand von 20 Zentimetern, langsam nach unten Richtung Bauchnabel gegangen. So weit runter bis die Person selbst spürte oder fühlte, das ich an die obere Grenze ihres Energiefeldes komme. Das ging manchmal direkt bis auf den Bauchnabel, manchmal war der Abstand auch 3 bis 4 Zentimeter. Das war aber eher die Ausnahme. Bei den meisten war der Abstand so zwischen 2 und 3 Zentimeter. Dasselbe habe ich dann wieder nach der Behandlung gemacht. Und zu ihrer Freude und Überraschung spürten sie dann ihr eigenes Energiefeld schon in einem Abstand zwischen 5 und 8 Zentimeter. Das war auch gleichzeitig die Bestätigung, das die Energieübertragung ihren Körper und das Energiefeld mit der Energie sozusagen aufgeladen hat. Zudem konnten es die meisten Personen auch so, manche mehr oder weniger, selbst spüren, das sie jetzt Energiegeladener, wie vor der Behandlung, waren.

Es soll auch Personen geben die die Aura sehen können. Mir persönlich ist leider noch keine begegnet. Aber was nicht ist kann ja noch werden.

Zudem gibt es mittlerweile auch technische Geräte die die Aura, mit Hilfe eines Programm auf einem Computer und einem Handscanner, als Bild darstellen können. Ich selbst habe mir auch schon mal so ein Aurabild erstellen lassen. Die Aura wird darauf in verschiedenen Farben und Stärken abgebildet. Auch sind die Abstände vom Körper unterschiedlich nah oder weit entfernt. Zusätzlich gibt es zu dem Aurabild auch noch eine schriftliche Beschreibung der festgestellten Farben und ihre Bedeutung. Das Ganze ist jetzt wissenschaftlich nicht anerkannt, wie so manches in der Schulmedizin, aber es sagt schon einiges über den körperlichen Zustand aus.

Wenn wir über die Aura-Farben von solch einer Aurafotografie sprechen und die unterschiedlichen Farben betrachten, kann man auch schon teilweise den Zustand oder die Beschaffenheit der Chakren erkennen.
Was Chakren sind und welche Bedeutung sie haben lesen wir im nächsten Kapitel.

Chakren

Chakra kommt aus dem Sanskrit und bedeutet wörtlich übersetzt: Diskus, Rad oder Kreis. Im Hinduismus und Buddhismus geht man davon aus, dass so ein Chakra als Energiezentrum zwischen dem physischen und dem fein stofflichen Körper besteht. Und dieses ist wiederum durch einen Energiekanal mit dem Körper verbunden. Ein Chakra hat die Angewohnheit, dass es sich ständig dreht und kann dadurch Lebensenergie aus dem Kosmos aufnehmen und abgeben. Somit kann ein Chakra direkt oder indirekt über das Energiezentrum Einfluß auf den Körper, sowohl physisch wie auch fein stofflich, nehmen. Und das hat dann Auswirkungen, die sowohl körperlich spürbar sein können, wie z.B. ein Unwohlsein in der Magengegend, oder eine sich auf einmal einstellende Gemütsschwankung.

Es gibt 7 Hauptchakren und einige Nebenchakren. Relevant oder wichtig sind bei uns die Hauptchakren. Die Nebenchakren haben eine weniger starke Bedeutung für den Körper und das spirituelle Wachstum. Sie sind vor allem für spezifische geistige Fähigkeiten verantwortlich.

Ich gehe hier hauptsächlich auf die Hauptchakren ein. Jedes Chakra ist eine Kombination aus Erd- und Kosmischer Energie. Anders als sonst üblich beginnt hier die Aufzählungsweise nicht von oben nach unten, sondern hier beginnt man von unten nach oben. Das hat mit dem Fluß der Erd- und der Kosmischen Energie zu tun. Die Erdenergie fließt vom unteren Körper nach oben und die Kosmische Energie fließt von oben nach unten.

Die 7 Hauptchakren sind entlang der Wirbelsäule angeordnet. Je besser ihr allgemeiner Zustand ist, desto mehr können sie positive kosmische Energien aufnehmen und desto mehr haben diese Energien Einfluß auf unsere Persönlichkeit und unseren Charakter. Wie das gemeint ist sehen wir gleich bei der Auflistung und Bedeutung der einzelnen Chakren. Jedes einzelne Chakra hat eine bestimmte Position am Körper und dementsprechend auch eine bestimmte Funktion. Ein Chakra dreht sich nicht nur im Kreis sondern es kann sich auch öffnen oder schließen. Wie bei einer Kamera der Verschluß vor der Linse. Ist ein Chakra zu weit geöffnet hat es eine Überfunktion. Ist es mehr geschlossen hat es eine Unterfunktion. Außerdem ist jedem Chakra eine Farbe, wie beim Regenbogen, zugeordnet. Es sind ihm auch noch bestimmte Steine, bzw. Mineralien und Planeten oder Gestirne zugeordnet. Auf die letzten beiden Punkte gehe ich hier nicht weiter ein. Auch hier gilt, wer sich dafür interessiert kann sich auf verschiedene Art und Weise informieren. Ferner beschränke ich mich bei den verschiedenen Funktionen auch nur auf Stichworte. Es würde auch hier den Rahmen der vielen Informationen sprengen. Es ergibt sich dennoch ein ausreichender Überblick zu diesem Thema.
Kommen wir nun zu den einzelnen Chakren.

Die Chakren von unten nach oben gesehen.

ERSTES Chakra

Wird auch Wurzelchakra genannt.

Lage: Liegt im unteren Gesäßbereich und ist nach vorne und unten geöffnet.

Verbunden mit: Nebennierenrinde und den Keimdrüsen (Eierstöcke und Hoden).

Verantwortlich für: das Becken, Darm und Enddarm, Prostata, Eierstöcke, Hoden, Harnleiter, Harnblase, Gebärmutter, Steißbein, Blut und Zellaufbau.

Bei Schwangerschaft: Mutterkuchen, Nabelschnur und die Leibesfrucht.

Unterfunktion: Fehlende Zuversicht, nicht standhaft, fühlt sich ungeliebt, Angst verlassen zu werden, kein Interesse an Sex.

Überfunktion: Egoistisch, geizig, tyrannisch, überheblich.

Ausgeglichen: Zentriert, standhaft, gesund, unbegrenzte physische Energie, voller Leben.

Farbe: Rot

ZWEITES Chakra

Wird auch Milz-, Sakral- oder Kreuzchakra genannt.

Lage: Liegt unmittelbar unter dem Bauchnabel.

Verbunden mit: Den Drüsen des Nebennierenmarks.

Verantwortlich für: Adrenalinhaushalt, Blutdruck, Blutzucker, Nebenniere.

Unterfunktion: Lethargisch, Nieren- und Milzstörung, Störung der Sexualenergie, sich fest klammernd, sich schuldig fühlend, gefühlskalt oder impotent.

Überfunktion: Exzessive Sexualenergie, Negativität, Hemmungen, Verdauungsstörungen.

Ausgeglichen: Freundlich, optimistisch, kreativ.
Farbe: Orange

DRITTES Chakra

Auch Sonnengeflechts- oder Solarplexuschakra genannt.

Lage: Über dem Bauchnabel zwischen den Rippenenden direkt über dem Solarplexus, ist nach vorne geöffnet.

Verbunden mit: Direkt mit den Inselzellen der Bauchspeicheldrüse.

Verantwortlich für: Bauchspeicheldrüse, Zuckerkrankheit, Unterfunktionen der Stoffwechselorgane, Niedergeschlagenheit, Bauchorgane, Knochen, Muskulatur des unteren Rückens.

Unterfunktion: Depressiv, Fehlendes Vertrauen, sich darüber sorgen was andere denken, Angst vor dem Alleinsein, verwirrt.

Überfunktion: Urteilend, Workaholic, Perfektionist, anspruchsvoll, extrem Emotionell.

Ausgeglichen: Aus sich herausgehend, vergnügt, ein starkes Gefühl von persönlicher Stärke, Spontaneität, entspannt.

Farbe: Goldgelb und gelb.

VIERTES Chakra

Wird auch Herzchakra genannt.

Lage: Auf der Mitte der Brust in der Höhe des Herzens, ist nach vorne geöffnet.

Verbunden mit: Mit der Thymusdrüse in der Brust hinter dem Brustbein und mit der Nebenschilddrüse.

Verantwortlich für: Knochen, Muskelgewebe, Herz, unterer Lungenbereich, Blut, Blutkreislauf-System.

Unterfunktion: Macht sich Sorgen um sich selbst, paranoid, Unentschlossen, Angst davor verletzt zu werden, Angst vor dem loslassen, Angst verlassen zu werden.

Überfunktion: Fordernd, überkritisch, launisch, melodramatisch, manisch depressiv, Hang zum Märtyrer.

Ausgeglichen: Mitleid habend, sieht das Gute in jedem, freundlich, auf andere zugehend, Aktiv an der Gemeinschaft beteiligt.

Farbe: Grün und Rosa

FÜNFTES Chakra

Wird auch Kehlkopf- oder Halschakra genannt.

Lage: Am unteren Teil des Halses auf der Kehle in Höhe der Schilddrüse, ist nach oben, unten und vorne geöffnet.

Verbunden mit: Direkt mit dem Rückenmark.

Verantwortlich für: Bronchien, Luftröhre, Speiseröhre, Hals, Nackenmuskulatur, Halswirbelsäule, Kieferbereich, Ohren.

Unterfunktion: Geängstigt und schüchtern, hält sich zurück, leise, inkonsequent, kann seine Gedanken nicht ausdrücken.

Überfunktion: Arrogant, selbstgerecht, redet zu viel.

Ausgeglichen: Zufrieden, zentriert, kann für den Moment leben, guter Redner.

Farbe: Hellblau, Grünblau

SECHSTES Chakra

Wird auch Drittes Auge oder Stirnchakra genannt.

Lage: Über der Nasenwurzel zwischen den Augenbrauen auf der Stirn. Ist nach vorne offen.

Verbunden mit: Mit den Hinterlappen der Hirnanhangdrüse (Hypophyse) und dem Kleinhirn.

Verantwortlich für: Gleichgewicht im Stoffwechsel der Organe, unsere Sinne, zentrales Nervensystem.

Unterfunktion: Nicht-Behauptend, undiszipliniert, übersensibel im Bezug auf die Gefühle anderer, Angst vor Erfolg.

Überfunktion: Egoistisch, stolz, manipulierend und autoritär.

Ausgeglichen: Charismatisch, Zugang zur Quelle allen Wissens, kann sich leiten lassen, hängt nicht an materiellen Dingen, keine Angst vor dem Tod, hängt nicht am Ruhm, Glück, weltliche Dinge, ein Meister seiner Selbst.

Farbe: Dunkelblau

SIEBTES Chakra

Wird auch Kronenchakra genannt.

Lage: Unmittelbar über unserem Scheitel und dringt von oben nach unten geöffnet in uns ein.

Verbunden mit: Hypophyse und den Vorderlappen der Hirnanhangdrüse.

Verantwortlich für: Gesundes Wachstum der Organe.

Unterfunktion: Kein Funken Freude, unfähig Entscheidungen zu treffen.

Überfunktion: Gleichbleibendes Gefühl der Frustration, zurückgehaltene Kräfte, regelmäßige Migräneattacken.

Ausgeglichen: Offen für das kosmische, kann die Gesetze der Natur überwinden, totaler Zugang zum Unbewussten und Unterbewussten.

Farbe: Dunkelblau, Violett, Weiß, Gold

So viel zu den Hauptchakren. Nach all diesen Beschreibungen scheinen die Chakren wohl doch einen größeren Einfluß auf Körper und Geist zu haben, als wie sie in der Schulmedizin an Beachtung finden. Auch hier gilt, dass sich jeder selbst seine Meinung dazu bilden kann.

Kommen wir noch anschließend zum Chakrensystem. Wie schon an anderer Stelle erwähnt hat das was mit dem Fluß der Erd- und der Kosmischen Energie zu tun. Die Erdenergie fließt vom unteren Körper nach oben und die Kosmische Energie fließt von oben nach unten. Im Chakrensystem fließt die Energie auf zwei Wegen. Vertikal, also senkrecht, passiert sie alle Chakren und horizontal, also waagerecht, jedes einzelne Chakra. Der vertikale Kanal ist der Energiefluß zwischen Himmel und Erde, zwischen Materie und Bewußtsein. Der horizontale Energiefluß ist die Übertragungsenergie jedes einzelnen Chakra. Damit der Energiefluß auch fließen kann, muß jedes Chakra geöffnet sein und mit der Energiequelle, die zu ihm gehört, verbunden sein. Ist eines der Chakren geschlossen gibt es keine Balance zwischen dem Fluß der von der Erde hinauf fließt und der kosmischen Energie die von oben hinunter fließt. Es herrscht Disharmonie im Körper.
Ist das erste Chakra geschlossen, wird der aufwärts fließende Energiestrom blockiert.
Wenn das Kronenchakra geschlossen ist und das erste Chakra offen, kann die Energie auch nicht fließen.
Es kann dadurch keine Balance beim aufwärts und abwärts fließen der Energie bei den Chakren herrschen.

Zu den Erdaufwärts fließenden Energien gehören, von unten nach oben, das Wurzelchakra, das Sakralchakra und das Solarplexuschakra.
Zu den von oben nach unten fließenden kosmischen Energien gehören, von oben nach unten, das Kronenchakra, das Stirnchakra und das Halschakra.
Das Herzchakra liegt in der Mitte, verbindet und vereinigt beide Richtungen. Es hat somit eine zentrale Bedeutung.
Vielleicht fragen sie sich nun ob es auch eine Möglichkeit gibt die Chakren auszugleichen und wieder in Balance zu bringen. Und somit auch die Gemütswelten, in denen man sich manchmal befindet. Ja, gibt es. Allerdings kenne ich da nur die energetischen Möglichkeiten. Also, man kann das über Reiki oder eine andere energetische Energieform machen.

Wie das im Einzelnen geschieht oder abläuft, da hat wohl jede/r so seine eigenen Methoden.

Wenn ich einen Chakrenausgleich mache beginne ich, entgegengesetzt der Aufzählungsrichtung, von oben mit dem Kronenchakra und gehe dann abwärts hinunter bis zum Wurzelchakra. Wobei jedes einzelne Chakra behandelt wird. Wenn das gemacht ist überprüfe ich noch mal ob alle Chakren ausgeglichen sind und fange wieder beim Kronenchakra an. Sollte eines der Chakren doch noch nicht so richtig ausgeglichen sein, was vorkommen kann, dann habe ich jetzt noch mal die Gelegenheit das zu korrigieren. Aus meiner Erfahrung heraus reicht das dann auch. Eine dritte Überprüfung ist dann normalerweise nicht mehr nötig.

Das schöne an der Behandlung ist, dass die behandelte Person selbst schon für sich spürt, dass sich eine Änderung in ihrem Verhalten eingestellt hat. Der Effekt ist meistens, dass Sie sich wie ausgewechselt fühlt. Oder das sie meint, sich auf einmal ruhig und Ausgeglichen zu fühlen. Und der Eindruck täuscht nicht. In vielen Fällen ist das auch so.

Reiki

Wie schon in meiner Vorgeschichte erwähnt kann ich selbst Reiki auf Personen übertragen. Da ich ja Meister und Lehrer bin, kann ich auch Personen in Reiki einweihen. Und nun stellt sich die Frage, wie mache ich das und was ist überhaupt Reiki.

Wenn ich von Reiki spreche, meine ich das Usui Reiki. Es gibt mittlerweile auch andere Reikisysteme. Sie alle vereint aber der Oberbegriff Reiki.

Reiki kommt aus Japan und wird bei uns als „Universelle Lebensenergie" bezeichnet.

Der Japaner **Mikao Usui** (1865 – 1926) ist der Begründer dieser Energieform. Es gibt dazu eine Geschichte wie er zu dieser Energieform kam. Usui war auf der Suche wie es Jesus möglich war einfach so zu heilen. Er besuchte zu diesem Zweck verschiedene Kloster und studierte alte Sanskrit Aufzeichnungen. Daraufhin begab er sich zum meditieren an einen bestimmten Ort. Und am letzten Tag während seines 21-tägigen meditativen Fastens auf einem heiligen Platz bekam er eine "Eingebung". Ihm erschienen verschiedene Symbole und der Auftrag, dieses Wissen an andere Menschen weiterzugeben. Er nannte dann diese Methode Reiki. Er behandelte damit kranke Menschen und hatte damit Erfolg. Er lehrte dann diese Methode in Japan und bildete auch einige wenige Personen aus. Von dort aus gelangte Reiki dann nach Hawaii, Amerika und die ganze Welt. Ob diese Geschichte sich so wirklich verhielt weiß niemand so genau.

Das traditionelle Usui-Reiki-System wird in 3 Grade unterteilt. Dazu kommt noch der Lehrergrad. Zusätzlich gibt es mittlerweile auch noch so genannte Großmeistergrade, wo noch ergänzend weitere Symbole unterrichtet werden. Die Aufteilung in Grade soll den Wachstumsprozess des Schülers unterstützen, im Sinne des bewußter Werdens und leben. Gemeint ist damit, der bewußte Umgang mit sich selbst, seinen Mitmenschen, den Tieren, der Umwelt und im Allgemeinen.

Das ist und war für mich der erste Schritt hin zu Klarheit und Wahrheit. Bezeichnend damit, durch das bewußte Werden des eigenen Lebens, die Klarheit zu bekommen wie ich lebe. Und dadurch auch die Wahrheit zu erkennen wie ich lebe. Es war wie das Eintauchen in eine andere Welt und das Erkennen in welch eingeschränkter Gedankenwelt ich mich befinde. Es war wie das sprichwörtliche Erwachen. Der Satz: „Es gibt noch immer Dinge zwischen Himmel und Erde, die man nicht erklären kann“, bekam dadurch eine andere Bedeutung. Der eine Teil davon ist, dass man auf einmal selbst erleben, erfahren und erspüren kann, das es eine Energieform gibt die dieses ermöglicht. Der andere Teil ist, erkennen und über den Tellerrand hinaus schauen zu können, das es ein Ding zwischen Himmel und Erde gibt, das man nun selbst ausüben kann. Spür- und fühlbare Energie zu übertragen. Und das ohne jegliches Glaubenssystem. Und allen Skeptikern und Ungläubigen zum Trotz. Es funktioniert. Und es ist nur ein Teil dessen was alles möglich ist. Das ist wie das Erlernen einer anderen Sprache. Auch das erweitert das Bewußtsein.

Früher und heute werde ich zwischendurch immer noch gefragt ob man daran glauben muß. Die Antwort ist ein ganz klares Nein. Man sollte nur offen dafür sein. Offen bedeutet in dem Fall, das man auch vom Unterbewußtsein her sich selbst die Möglichkeit gibt und sich selbst sagt, ich probiere es einfach mal aus und lasse mich überraschen ob das funktioniert. Und in den meisten Fällen funktioniert es auch.

Die Ausbildung beginnt mit dem **1. Grad**. Dies ist die Grundeinweihung in Reiki. Der Schüler bekommt hier noch keine Symbole vermittelt, sondern der Lehrer gibt ihm in der Einweihung Reiki und zeichnet das dazu gehörige Symbol in seine Aura. Damit werden die Energiekanäle aktiviert und der Schüler kann sich und anderen Reiki geben.
Im **2. Grad** bekommt der Schüler die ersten 3 Reiki-Symbole erklärt und in seine Aura übertragen. Damit hat er die Möglichkeit, die Reiki- Kraft zu verstärken und auch mit dem Fernreiki zu arbeiten. Er kann sich dann mit Hilfe des Fernübertragungssymbol mit anderen Menschen über die Grenzen von Raum und Zeit hinweg verbinden und ihnen Reiki übertragen. Hört sich irgendwie seltsam und unglaubwürdig an. Ist es aber nicht. Man kann sich nicht so wirklich vorstellen wie das gehen soll. Funktioniert trotzdem. So eine

Übertragung kann man sich in etwa so vorstellen wie ein Radio. Ich höre und empfange ein bestimmtes Programm und weiß, das es dazu einen bestimmten Sender gibt. Aber ich sehe die Übertragung der bestimmten Wellen und Frequenz nicht. Und trotzdem empfange ich diese Signale, bzw. das Radio. So in etwa funktioniert auch die Reikiübertragung. Ich als Behandler bin der Sender, der Behandelte ist der Empfänger. Ich möchte an dieser Stelle noch mal auf die Kapitel energetisches und geistiges Arbeiten hinweisen.
Im **3. Grad**, dem so genannten Meistergrad, bekommt der Schüler das Meistersymbol übertragen. Nun steht ihm die volle Reiki-Kraft zur Verfügung. Der Lehrergrad wird nur benötigt, wenn der Meister selbst Schüler ausbilden will. Dort lernt man, wie die Einweihungen durchgeführt werden und Hilfen zur Begleitung des Schülers.

Nun komme ich zu der Frage wie kann ich Reiki übertragen und wie läuft so eine Behandlung ab.

Eine Reiki-Behandlung dauert im Allgemeinen zwischen 60 und 90 Minuten. Der Reiki-Behandler legt seine Hände sanft und ohne Bewegung auf verschiedene Körperregionen des Reiki-Empfängers. Gewöhnlich beginnt die Behandlung am Kopf. Jede Position wird mindestens fünf Minuten beibehalten. Der Empfänger braucht sich nicht zu entkleiden. Anders als bei einer Massage wird für eine Reiki-Behandlung keine Bewegung oder Manipulation von Muskel- und Bindegewebe benötigt, so dass die Hände ganz ruhig gehalten wer-

den. Reiki kann selbst einen Gipsverband durchdringen.
Gewöhnlich verspürt der Behandelte ein leichtes Prickeln oder ein Wärmegefühl, welche von den Händen des Reiki-Behandlers ausgehen. Die meisten Personen berichten, dass sie einen sehr tiefen Entspannungszustand erlebt haben. Manche sehen sogar Farben, gerade dann wenn am Kopf gearbeitet wird. Und manche spüren, fühlen oder sehen gar nichts. Aber auch das ist in Ordnung. Reiki wirkt trotzdem. Während der Behandlung beruhigt sich das Gedankenkarussell und es breitet sich ein Gefühl des Wohlbefindens aus. Und so mancher Behandelter entspannt sich so tief, das er sogar während der Behandlung einschlafen kann.

Regelmäßige Reiki-Anwendungen können zu einer Steigerung der allgemeinen Lebenskraft und des Wohlbefindens, sowie zu einem Gefühl des inneren Friedens führen. Die Reiki-Energie kann die Selbstheilungskräfte des Körpers aktivieren und zur schnelleren Heilung beitragen.
Reiki lässt sich nicht durch das Lesen in oder aus einem Buch oder durch Unterweisung erlernen. Reiki kann nur durch eine so genannte Einstimmung oder Einweihung von einem Reiki-Meister aktiviert werden. Einmal aktiviert, kannst du Reiki dein ganzes Leben lang einsetzen. So eine Reiki Einweihung soll sogar über eine Ferneinweihung möglich sein. Ob das funktioniert weiß ich nicht. Ich habe es nicht ausprobiert. Ich wurde ganz normal und persönlich von Reiki-Meisterinnen eingeweiht.

Ein wichtiger Unterschied zwischen Reiki und anderen erfolgreichen Energiemethoden ist, dass man Eigenbehandlungen durchführen kann. Dadurch kann man sich, wenn es nötig ist, die Reikienergie selber übertragen und zur eigenen Heilung beitragen. So einige andere können das nicht.

Cranio Sacral Therapie

Wie schon erwähnt machte ich während meiner Heilpraktiker-Ausbildung zusätzlich eine Cranio-Sacral-Ausbildung. Ich hätte ja auch irgendeine andere Ausbildung, wie z.B. Akupunktur oder TCM[8], machen können. Was also hat mich dazu veranlasst ausgerechnet diese Therapieform zu erlernen? Das kam auf eine ungewöhnliche Art und Weise zustande. Ich hatte eine Ganztagesausbildung von Montag bis Donnerstag gewählt. Und dann gab es zusätzlich so ca. einmal im Monat einen Abend bei dem dann HP's verschiedene Therapieformen anboten. Je nach Interesse konnte ich daran teilnehmen. An solch einem Abend lernte ich dann eine Frau kennen die auch eine HP-Ausbildung machte. Wir kamen dann irgendwann ins Gespräch und ich erzählte ihr, das ich auch mit Reiki behandeln kann. Und sie erzählte mir, das sie gerade dabei ist Channeln zu lernen. Momentan ist sie noch ein Schreibmedium. Das heißt, dass sie die Durchsagen aufschreibt. Manchmal kommen die Durchsagen so schnell, dass sie diese nur Bruchstückhaft aufschreiben kann. Und sie somit nicht alles erfassen kann. Oder sie so schnell schreibt, dass sie manchmal ihre eigene Schrift nicht mehr lesen kann. Sie ist noch am Üben. Ich war fasziniert. So etwas kannte ich bis dahin auch nur vom Hören sagen. Bei einem spontanen Channeling für eine ihrer Kolleginnen konnte ich das dann selber miterleben. Vielleicht einen Monat später,

---

8 **T**raditionelle **C**hinesische **M**edizin

wieder an solch einem Abend, wir waren gerade in einem Gespräch fing sie plötzlich wieder an zu schreiben. Sie sagte, das sie eine Nachricht für mich hätte. Ich fragte dann von wem, worauf sie antwortete, dass ihr jenseitiger Kontakt die heilige Familie wäre. In dem Fall war es Mutter Maria. Durch vergangene Gespräche wußte ich, dass sie gläubig ist und an Jesus, Josef und Maria glaubt. Die Nachricht war, das ich Cranio-Sacrale-Therapie lernen sollte und sie mir zeigen kann wie das geht. Sie selbst war zu der Zeit auch gerade in einer Cranio-Sacral-Ausbildung. Ich glaubte ihr deshalb, das die Nachricht glaubwürdig war. Wir verabredeten uns dann an einem Tag wo ich zu ihr in die Wohnung fuhr. Sie behandelte mich dann mit der Cranio-Sacral-Therapie und erklärte mir, was sie gerade macht. Als Energieausgleich gab ich ihr eine Reiki-Behandlung. Auf Grund der Behandlung und der Channel-Nachricht war nun mein Interesse geweckt. Ich wollte nun genaueres Wissen. Ich kaufte mir Bücher über diese Therapieform. Da ich ja schon eine Behandlung hatte konnte ich nun auch in etwa nachvollziehen worüber in den Büchern berichtet wurde. Meine Neugierde war befriedigt. Durch die Channel-Nachricht, die Behandlung die ich erfahren habe und die Möglichkeiten einer Heilung, die sich durch solch eine Behandlung ergeben können, entschloss ich mich zu einer Cranio-Sacral Ausbildung. Und wie es der Zufall so will, ergab sich kurze Zeit später die Möglichkeit einer Ausbildung an der Heilpraktikerschule. Einige Wochenendseminare später erhielt ich nach Abschluß der Ausbildung das Zertifikat für die erfolgreiche Teilnahme und könnte nun behandeln. Nach dem Heilpraktikergesetz darf ich das aber erst wenn ich meine Prüfung zum Heilpraktiker vor dem Gesundheitsamt bestanden habe. Das dauerte aber noch ein bisschen. Als Übungspatienten standen mir aber Bekannte und Verwandte zur Verfügung.

Wir hatten dann noch ein paar Mal Kontakt, verloren uns aber aus den Augen.

Kommen wir nun zu der Therapieform. Ich möchte, wie schon bei Reiki und allen noch kommenden Therapieformen, nur eine rein informative Beschreibung wiedergeben. Wen die jeweilige Therapie interessiert, der kann sich ja über alle möglichen Quellen informieren.

Die Cranio-Sacrale-Therapie ist ein Teilgebiet der Osteopathie[9]. Dr. Stills ist der Begründer der Osteopathie. Dr. Sutherland, ein Schüler von Dr. Stills, erkannte, dass auch beim Erwachsenen die Schädelknochen gegeneinander beweglich sind. Auf Grund dieser Erkenntnis entwickelte er eine Therapie, um Blockaden am Schädel zu lösen und im Zusammenspiel mit der Rückenmarksflüßigkeit dieses System zu beeinflußen. Daraus entstand die Cranio-Sacrale-Therapie.

Das Cranio-Sacrale-System umfasst dabei den Schädel (Cranium), die Wirbelsäule und das Kreuzbein (Sacrum). Dieses System wird nicht nur zwischen Schädel, Wirbelsäule und Kreuzbein gebildet, sondern auch über die Hirnhaut und die Rückenmarksflüßigkeit.

---

9 **Osteopathie** = Knochenleiden (Fremdwörterlexikon)

Die Rückenmarksflüßigkeit wird im Gehirn gebildet und über bestimmte Drucksensoren im Gehirn bis zum Kreuzbein transportiert. Die Rückenmarksflüßigkeit befindet sich somit wie in einem geschlossenen System, umhüllt von den Hirn- und Rückenmarkhäuten, auch Duralröhre genannt. Durch die Bildung der Rückenmarksflüßigkeit entsteht eine wellenförmige Bewegung, der Cranio-Sacrale-Rhythmus. Dieser Rhythmus ist unabhängig vom Herzschlag und der Atemfrequenz und ist als eigener Puls 6 bis 12 mal pro Minute zu fühlen und ist sehr fein. Das ist auch mit ein Grund warum ihn die meisten Menschen bei sich noch nie wahrgenommen haben. Mit Geduld und Übung lässt er sich überall erspüren.

Dieses Cranio-Sacrale-System entdeckte in den 1970er Jahren der amerikanische Arzt Dr. John Upledger. Er fand heraus, dass der Rhythmus alle Knochenteile im Körper bewegt. Denn die Duralröhre mit der Hirnflüßigkeit ist durch die Häute (Membranen) und Bänder (Faszien), nicht nur mit dem Schädel, der Wirbelsäule und dem Kreuzbein, sondern auch mit allen anderen Knochen verbunden. Daraus ergibt sich zudem eine Wechselwirkung zwischen dem Cranio-Sacral-System und dem zentralen-, sowie peripheren Nervensystem und auch dem Muskel-, Lymph-, Gefäß-, Atmungs- und Hormonellen System. Somit hat dieser innere Rhythmus auch einen entscheidenden Einfluß auf wichtige körperliche und psychische Abläufe des Körpers.

Durch Berührung an verschiedenen Körperstellen kann der Behandler spüren, ob und wie der Rhythmus in seiner Beweglichkeit und in seinem starken oder schwachen Ausschlag eingeschränkt ist. Mit Hilfe, über eine behutsame und sehr sanften Technik der Berührung, wird versucht, dass sich der Körper wieder „einrichtet", die Selbstheilungskräfte angeregt werden und die natürliche Regeneration und der „Heilung von Innen", unterstützend einzuwirken.

Der behandelnde Therapeut erfühlt dabei den feinen inneren Puls, spürt die Unbalance des Rhythmus und versucht durch Gegensteuern die Unbalance auszugleichen. Dadurch können sich alte körperliche Verletzungen, wie z. B. ein Sturz oder Unfall, wieder bemerkbar machen. Aber auch unterdrückte oder vergessene Erinnerungen und Gefühle können sich wieder zeigen. Durch bewußtes Wiedererleben und Bewußtwerdung während der Behandlung können sich sowohl körperliche als auch seelische Krankheitsmuster auflösen.

Die Anwendungsgebiete sind sehr vielfältig. Sie kann z. B. bei Kopfschmerzen, Migräne, Verspannungen, Schulter- und Rückenbeschwerden, bis hin zu Tinnitus (Hörsturz, Ohrgeräusche), Stresssymptome oder ADS (Aufmerksamkeits-Defizit-Syndrom)[10], angewendet werden.

---

[10] Ein **Syndrom** bezeichnet in der Medizin und der Psychologie eine Kombination von verschiedenen Krankheitszeichen (Symptomen), die typischerweise gleichzeitig und gemeinsam auftreten. (Wikipedia)

Wirbelsäulenaufrichtung

Zur Wirbelsäulenaufrichtung bin ich 2007 gekommen. Meine damalige Lebensgefährtin hatte im Herbst 2007 an einem Seminar zur Wirbelsäulenaufrichtung teilgenommen. Das war für mich nicht nur interessant, weil ich ja schon 2003 eine Wirbelsäulenaufrichtung bei mir habe machen lassen, sondern auch dadurch selbst die Möglichkeit bekam diese energetische Arbeit selbst auszuführen. Um diese Wirbelsäulenaufrichtung durchführen zu können bedarf es einer Einweihung. Einer Einweihung entweder in die Jesus-oder Christusenergie. Hier war es die Christusenergie. Meine Aufrichtung 2003 wurde mit der Jesusenergie durchgeführt. Davon hatte ich ja schon in der Vorgeschichte berichtet. Wenn jetzt jemand fragt, was ist der Unterschied zwischen der Jesus und Christusenergie, dann kann ich das nicht beantworten. Außer dem Namensunterschied weiß ich es nicht. Aber beides funktioniert.

Zurück zur Einweihung. Ich wurde also eingeweiht. Das geschah alles ohne eine großartige Zeremonie. Wer selbst eine Einweihung bekommen hat kann dann auch selbst eine Einweihung vornehmen. Gesagt, getan. Ob das so oder so ähnlich bei anderen, die auch mit der Jesus oder Christusenergie arbeiten so ist, kann ich nicht sagen. Ich kann nur von mir berichten. Nun war ich eingeweiht. Um zu testen ob die Aufrichtung auch funktioniert braucht man auch eine Testperson. Wie es der Zufall so will hatten wir an diesem Tag Besuch von einer Freundin von der Tochter meiner Lebensgefährtin. Sie wurde gefragt ob ich eine Aufrichtung bei ihr durchführen kann. Sie stimmte zu. Bei ihr gab es einen Beinlängenunterschied von ca. 1 cm. Nach der Aufrichtung gab es keinen Unterschied mehr. Wer jetzt denkt, das so eine Aufrichtung weh tut oder wie bei der Chiropraxis[11] durch körperliche Gewalteinwirkung durchgeführt wird, den kann ich beruhigen. Es tut nicht weh und es gibt auch keine körperliche Gewalteinwirkung. Sondern, wie es der Name schon sagt, ist es eine reine geistige energetische Anwendung. Auch bei der Freundin der Tochter gab es keine Beschwerden. Alles hat gut geklappt. Und so eine Aufrichtung passiert innerhalb weniger Minuten.

Wie so eine Aufrichtung abläuft lässt sich in wenigen Sätzen erklären. Die zu behandelnde Person liegt auf dem Bauch. Man überprüft den Beinlängenunterschied. Dieser liegt meistens zwischen 1 – 3 cm. Man braucht den Beinlängenunterschied als Referenz um nach der Aufrichtung zu überprüfen ob diese funktioniert hat. Dann nimmt man die Verbindung zur Energie auf und formt die Hände zu einem Trichter. Dann streicht man die Energie zuerst mit der linken Hand von den Füßen bis zum Kopf. Das macht man drei Mal. Dann geht man zum Kopf, formt wieder die Hände zu einem Trichter und streicht von dort aus die Energie mit der rechten Hand zu den Füßen. Das auch drei Mal. Das war's

---

11 Die **Chiropraktik** ist eine alternativmedizinische Behandlungsmethode mit dem Ziel, Funktionsstörungen an den der Bewegung und Stützung des menschlichen Körpers dienenden Körperteilen, besonders der Wirbelsäule, zu finden und durch einfache Handgriffe zu beseitigen. (Wikipedia)

auch schon. Dann überprüft man wieder die Beinlänge. Wenn die Aufrichtung funktioniert hat sollte nun die Beinlänge ausgeglichen sein. Wenn nicht, dann das Selbe noch mal wiederholen. Das alles passiert ohne Körperkontakt.

Im Laufe der Jahre habe ich einige Aufrichtungen durchgeführt und mache es auch noch heute. An der Vorgehensweise hat sich nichts geändert, aber meine Einstellung zu dieser. Bevor ich heute eine Aufrichtung mache, frage ich über den Tensor ab ob ich diese Aufrichtung bei dieser Person überhaupt machen darf. Das hat den Hintergrund, das es von der geistigen oder seelischen Seite her nicht immer gewünscht ist, dass diese Aufrichtung durchgeführt werden soll. Diese Person hat eventuell noch eine Lernaufgabe vor sich, die mit dem Bereich des Rückens zu tun hat. So nebenbei, es würde auch nicht funktionieren wenn es nicht sein soll. Spätestens nach dem dritten Versuch gibt man von selber auf, weil man merkt, das es nicht funktioniert. Wer das bis dahin nicht verstanden hat, der sollte sich mal selbst hinterfragen warum es nicht geklappt hat. Und sich vielleicht mal darüber Gedanken machen.

Darauf gekommen bin ich, weil ich zwei Personen hatte, bei der die Aufrichtung nicht funktionierte. Und ich sagte mir bei der zweiten Person, dass das kein Zufall sein kann. Ich fragte deshalb ob ich diese Aufrichtung überhaupt machen darf. Und die Antwort war in diesem Fall ein Nein. Es kann aber auch sein, wenn eine Aufrichtung nicht funktioniert, trotz Abfrage und vorheriger

Einwilligung, dass dann das Unterbewußtsein sich dagegen sträubt. Aus welchem Grund auch immer. Vielleicht ist es nicht gerade der passende Zeitpunkt. Dann kann man es zu einem späteren Zeitpunkt noch mal probieren. Also es gilt, jedenfalls für mich, mittlerweile auf diese Dinge zu achten. Das verstehen auch die meisten Personen und fragen dann was das zu bedeuten hat und was man eventuell machen kann. Das ist dann wieder ein anderes Thema, auf das ich jetzt hier nicht eingehen kann und möchte.

Der Vorteil einer Wirbelsäulenaufrichtung ist vielfältig. Zum einen ist es, im Normalfall, eine einmalige Sache. Ausnahmen bestätigen wie immer die Regel. Es kann durchaus sein, dass man sich eventuell durch körperliche schwere Arbeit mal verhoben hat oder beim Reiten vom Pferd gefallen ist und unglücklich auf dem Rücken gelandet ist. Dann kann es durchaus sein, dass es noch mal nötig ist eine Wirbelsäulenaufrichtung durchzuführen. Meistens reicht aber in solchen Fällen eine energetische Wirbelkorrektur auszuführen. Die ich mittlerweile auch kann. Hierbei überprüfe ich welche einzelnen Wirbel nicht richtig sitzen und korrigiere diese dann. Solche Korrekturen kann ich bei jeder Personen machen. Auch wenn sie noch keine Aufrichtung gemacht bekommen hat. Das ist unabhängig davon.

Zum anderen hat es viele positive Auswirkungen, und das nicht nur bei Rückenproblemen.

Hier einige Beispiele: Ischias-Schmerzen, Schulterschmerzen, Knieschmerzen, Schiefhals, Migräne, ADS, (Aufmerksamkeitsdefizitsyndrom), Verdrehungen, Muskelschmerzen, Folgen von Unfällen und noch so einiges mehr.

Wie auch schon bei den anderen energetischen Arbeiten gibt es auch hier unterschiedliche Arbeitsweisen. Jeder lernt es eben auf unterschiedliche Weise. Auch hier gibt es keine einheitliche Einweihungs- oder Arbeitsweise.

Erwähnens- oder Anmerkenswert ist vielleicht an dieser Stelle, dass jemand der solch eine Aufrichtung bekommen hat und sich sonst nicht um spirituelle oder geistige Dinge gekümmert hat, sich dann doch fragt wie so etwas funktioniert. Der Person wird zwar im Vorfeld, bevor die Aufrichtung durchgeführt wird, erklärt, das es sich hierbei um eine geistige und energetische Vorgehensweise handelt, aber nicht wirklich erklärt werden kann wie es funktioniert. Es gibt eben immer noch Dinge zwischen Himmel und Erde die nicht erklärbar sind. Ich finde es aber ebenso wichtig, dass sich diese Person dann, vielleicht nicht sofort, aber bestimmt später, wenn sie gemerkt hat, das sich ihr allgemeiner Zustand gebessert hat, sich doch noch mal damit beschäftigt und durch den Erfolg der Besserung dadurch offener für solche Arbeiten ist. Und alleine dadurch ist diese Person bewußter für sich und ihren Körper geworden. Und auch das ist schon ein Weg zu Klarheit und Wahrheit.

An dieser Stelle möchte ich hier ein Erlebnis schildern, das ich während meines Aufenthaltes bei meinem Bruder in seiner Praxis hatte.
Eine Frau, so um die 40 hatte bei meinem Bruder einen Termin zur chiropraktischen Behandlung. Er hatte sie schon öfters behandelt. Sie hatte starke Rückenschmerzen und kam mit einem Stock als Gehhilfe. Mein Bruder erzählte ihr von mir und das es eine andere Möglichkeit gäbe sie zu behandeln. Sie hörte sich alles an und stimmte einer Aufrichtung zu. Ich führte dann die Aufrichtung durch. Nachdem ich ihr von der Behandlungsliege aufgeholfen hatte forderte ich sie auf ein paar Schritte zu gehen. Sie griff nach dem Stock und wollte damit gehen. Ich sagte ihr, dass sie es ohne Stock probieren sollte. Sie war sich noch unsicher ohne Stock zu gehen, aber ich ermutigte sie dazu. Sie traute sich dann doch. Die ersten zwei Schritte lief sie noch unsicher. Aber mit jedem Schritt mehr lief sie immer sicherer. Sie konnte es im ersten Moment gar nicht glauben, das sie ohne Stock und ohne Schmerzen gehen konnte. Da überkamen sie die Gefühle und sie fing an zu weinen. Es waren Freudentränen. Sie konnte es noch immer nicht fassen und lief noch mal ein paar Schritte ohne den Stock. Und so ging sie auch aus der Praxis. Vor Freude hatte sie fast ihren Stock vergessen. Vier Wochen später kam sie noch Mal in die Praxis, dieses Mal ohne Stock. Sie berichtete, dass es ihr immer besser gehe und sie den Stock so gut wie überhaupt nicht mehr brauche. Auch haben ihre Rückenprobleme nachgelassen und ihr ginge es auch allgemein besser. Es war immer noch wie ein Wunder für sie. Sie

sagte aber auch meinem Bruder, da es ihr ja jetzt besser gehe und sie wahrscheinlich keine chiropraktische Behandlung mehr brauche, und dass sie nicht weiß ob sie noch weiter behandelt werden muß. Sie ist dann auch freudestrahlend, ohne irgendeine Behandlung, wieder gegangen. Diese eine Aufrichtung, hat wahrscheinlich zum Leidwesen meines Bruder, ihn diese eine Patientin gekostet, ihr aber sehr viel Lebensfreude gebracht. Ich habe nichts mehr von ihr gehört. Und ich hoffe, es geht ihr auch heute noch gut.

Aufstellungsarbeit

Im Allgemeinen ist mit dem Begriff Aufstellungsarbeit die Familienaufstellung gemeint. Zudem möchte ich hier schon mal festhalten, dass sich die Aufstellungsarbeit nicht ganz so einfach erklären lässt. Das ist mittlerweile ein komplexes Thema, da sich aus der ursprünglichen Form der Aufstellung bis heute einige Erweiterungen und Formate entwickelt haben. Diese Art der Arbeit wird auch gerne Systemische Aufstellung genannt. Damit sind alle möglichen Arten eines Systems gemeint, wie z.B. die Familie, eine Organisation, eine Firma oder eine Abteilung einer Firma, usw. Im Grunde genommen lässt sich alles Aufstellen, wie auch z.B. ein Haus oder ein Grundstück.

Auch hiermit bin ich wieder während meiner Ausbildung damit in Kontakt gekommen. Das war 2005. Meine damalige Lebensgefährtin hatte eine Bekannte die gerade eine Ausbildung zur Familienaufstellung machte. Sie brauchte dafür Statisten. So nennt man die Personen die für irgendeine andere Person oder Sache in einer ihr zugewiesenen Rolle stehen. Diese Bekannte machte innerhalb ihres Bekanntenkreises Aufstellungen. Zu der Ausbildung gehörten auch selbst durchgeführte Aufstellungen. Und für so eine Aufstellung braucht man so zwischen 10 und 20 Personen. Die waren nicht immer einfach zu bekommen. Zumal für eine Aufstellung ja auch Geld genommen wird. Wir haben ein paar Mal an so einer Aufstellung teilgenommen. Für mich war das eine sehr interessante Erfahrung. Eine andere Bekannte sprach uns dann 2006 darauf an, ob wir Interesse hätten bei ihr an einer Aufstellung teilzunehmen. Wir hatten dann nicht nur Interesse sondern auch Spaß daran und wurden so zu ständigen Teilnehmern. Ich jedenfalls. Meine Partnerin machte das nur bis 2007. Ich war immer noch bis 2022 dabei. So viel zur Vorgeschichte. Ich komme zurück zur Aufstellungsarbeit.

Vielleicht lässt es sich am Besten mit einem Beispiel erklären. Nehmen wir mal ein junges Paar, das sich ein Haus kaufen will. Im Vorgespräch wird nun mit dem Aufstellungsleiter oder der Aufstellungsleiterin abgeklärt, was für das Paar wichtig ist. Zum Beispiel die Frage, ob es das richtige Haus für sie ist und ob sie sich darin wohl fühlen. Nachdem sich so einige Fragen herausgebildet haben, geht es nun darum für die Klärung dieser Fragen, Aspekte oder Positionen zu erstellen. Dafür werden jetzt die Statisten oder Repräsentanten benötigt. In dem Fall braucht man jetzt eine Person für das Haus, eine Person für das Grundstück, eine Person für den Fragesteller und eine Person für die Fragestellerin, also für das Paar. In dem Fall jetzt Mann und Frau. Wenn es finanziert werden muß, kann man auch noch eine Person für das finanzierende Institut nehmen. Nun müßen die Personen in die jeweiligen Aspekte oder Rollen gestellt werden. Nach Absprache des Paares soll der Partner für die jeweiligen Aspekte die Personen auswählen. Das geht nun folgendermaßen. Nachdem der Partner sich für eine Person entschieden hat, die für das Haus stehen soll, geht er zu dieser Person und fragt diese ob sie für die Rolle des Hauses stehen möchte. Wenn sie dies bejaht, führt er diese Person dann auf irgendeine Stelle im Raum die er für geeignet hält. Bei der Aufstellungsarbeit braucht man einen größeren Raum der genügend freien Platz hat um darin die Personen aufstellen zu können. Dasselbe macht er mit den anderen Personen. Sind dann alle Personen, bzw. Aspekte oder Rollen aufgestellt, beginnt die Aufstellungsarbeit. Um dieses anfangs irritierende und überraschende Phänomen nachvollziehen zu können, ist es empfehlenswert, die Aufstellungsarbeit selbst beobachtend und teilnehmend zu erfahren. Das Paar selbst bleibt dabei außerhalb dieses aufgestellten Raumes. Ebenso die noch zur Verfügung stehenden anderen Personen. Die aufgestellten Personen befinden sich nun wie in einem imaginären energetischen Raum oder Feld. Das Paar kann nun beobachtend und von „außerhalb" des Raumes sich anschauen und anhören was die Personen in ihrer jeweils zugeordneten Rolle zu sagen haben, was sie empfinden usw.

Und das ist zum einen das Interessante, und zum anderen das Geheimnisvolle oder Mystische dabei, das man, schon kurz nach dem man in eine Rolle gestellt wurde, Wirkungen des Platzes, bzw. der Rolle, wahr nehmen kann. So können beispielsweise körperliche Wahrnehmungen als Schauer, Schweißausbruch oder Druck empfunden werden. Oder Nähe, tiefe Trauer oder Ärger empfunden werden. Es können Empfindungen oder Emotionen in Erscheinung treten, die man so

von sich aus nicht kennt. Die Personen in einer Rolle verwenden auch manchmal, ohne dass sie die Personen kennen, typische Aussagen dieser Person.
Dieses Phänomen wird als „repräsentierende Wahrnehmung“ (Matthias Varga von Kibéd[12]) bezeichnet.
Andere sprechen vom Morphogenetischen Feld[13].

Nun beginnt es damit, das der Aufstellungsleiter oder die Aufstellungsleiterin, die Frage an alle Personen stellt ob schon jemand eine Empfindung oder Wahrnehmung hat, was seine Rolle betrifft. Die Personen, die nun in ihrer jeweils stehenden Rolle sind sprechen diese aus, signalisieren diese teilweise auch durch ihre Körperhaltung, Blickrichtung usw.

Nach dem alle aufgestellten Personen ihre Wahrnehmung mitgeteilt haben, stellt der Aufstellungsleitende oder die Aufstellungsleitende die Personen um. Die Umstellungen orientieren sich daran, für die Beteiligten eine Stelle zu finden, in der möglichst alle Rolleninhaber einen kraftvollen und freien Platz einnehmen können. Der Aufstellungsleitende oder die Aufstellungsleitende kann dabei die Personen auf bestimmte Stellen

---

12 **Matthias Varga von Kibéd** ist ein deutscher Logiker und Wissenschaftstheoretiker. 1994 gründete Varga von Kibéd gemeinsam mit seiner Ehefrau Insa Sparrer das *SySt-Institut für systemische Ausbildung, Fortbildung und Forschung* in München. (Wikipedia)

13 **Morphogenetisches Feld** bezeichnet der britische Biologe Rupert Sheldrake ein hypothetisches Feld, das als „formbildende Verursachung“ für die Entwicklung von Strukturen sowohl in der Biologie, Physik, Chemie, aber auch in der Gesellschaft verantwortlich sein soll. (Wikipedia)

schicken und über ihre Wahrnehmung überprüfen ob die Position momentan die richtige für sie ist. Der Aufstellungsleitende oder die Aufstellungsleitende kann aber auch zulassen, dass die Person sich selbst den für sie passenden Platz sucht. In unserem Fall jedoch wird das Haus und das Grundstück ihren Platz nicht wechseln oder verändern können. Sollte der Wunsch danach sein, hat das einen bestimmten anderen Hintergrund, wie z.B. ein Fluch oder Geopathogene[14] Ursachen, usw. Auch das kann man abfragen. Ich möchte an dieser Stelle aber nicht näher darauf eingehen. Wir wollen bei unserem Beispiel bleiben. Ziel dieser Aufstellung ist es, herauszufinden, ob der Hauskauf die richtige Entscheidung für die Beiden ist, oder eben auch nicht. Wenn dann alles so weit abgeklärt, erkannt und so manche Unklarheiten geklärt sind, wird die Aufstellung beendet. Dazu geht der Partner wieder zu den einzelnen Personen und entläßt sie Wortwörtlich aus ihrer Rolle. Das ist wichtig, damit keine möglichen restlichen energetischen oder andere Anhaftungen dieser Rolle mitgenommen werden. Es hat sich schon so manche Person mehr mit einer Rolle identifiziert als sie es sich selbst vorgestellt hat.

Das Ende einer Aufstellung sollte immer sein, die bestmögliche Lösung für die Problematik eines aufgestellten Themas zu finden.

---

14 **Geopathologie** ist eine Wissenschaft, die sich mit der krankmachenden Wirkung von Erdstrahlen auf den menschlichen Körper beschäftigt. (Wikipedia)

Eines ist jedoch gewiß. Keine oder Keiner geht nach einer Aufstellung so mit seinem Bewußtsein oder Wissen nach Hause wie er gekommen ist. Egal ob Aufstellerin oder Aufsteller oder Statist. Denn bei jeder Aufstellung passiert etwas mit einem. Man erweitert, wenn man denn möchte und bereit dazu ist, sein Bewußtsein, seine Ansicht manchen Dingen gegenüber, die man vorher nicht für möglich gehalten hat oder eben einfach auch die Einstellung anderen Sachen gegenüber. Oder eben auch nicht und hält das Alles für Humbug. Das darf aber jede oder jeder für sich entscheiden.

Nebenbei bemerkt, kann jede Person, eine Rolle für die sie stehen soll, ablehnen. Es gibt keinen Zwang. Wenn jemand eine Rolle ablehnt sucht man sich eine andere Person und fragt diese ob sie für diese Rolle stehen möchte.

Bio-Resonanz

Auch zu dieser Therapieform bin ich wiederum durch meine Heilpraktikerausbildung gekommen. Dieses mal allerdings nur rein Informativ. Und da sind wir auch schon bei einer der vielen Begriffsbestimmungen. Man kann diese Therapie auch als Informationstherapie bezeichnen. Für die Bioresonanz gibt es auch noch andere Bezeichnungen. Da sind der Phantasie keine Grenzen gesetzt. Somit kann es sein, dass ihnen Begriffe wie Biofeedback, Biofrequenztherapie, Bioenergie oder eben auch Bioresonanztherapie unterkommen. Es gibt für diese Therapieform keinen geschützten Begriff. Außerdem wird sie auch nicht von der Schulmedizin als solche anerkannt. Seltsamerweise findet man doch in der Einen oder Anderen Praxis ein solches Gerät. Und sie wird deshalb auch gerne als Gerätemedizin bezeichnet. Gerätemedizin? Gerätemedizin deshalb, weil die Informationen die vom Patienten kommen und zu diesem zurück geleitet werden, über ein Gerät geschieht. Dazu komme ich noch etwas später.

Wenn wir in dem Wort Bioresonanz den Teil Bio weglassen, bleibt die Resonanz übrig. Das Wort Bio kennen wir allgemein noch aus unserer Schulzeit als Kürzel für den Biologie[15] Unterricht. Und das wiederum ist ein Teil aus der Naturkunde. Ich benutze deshalb das Wort Bio in dem Zusammenhang mit der Therapie eher

---

15 Die **Biologie** ist die Wissenschaft der Lebensvorgänge in der Natur. (Fremdwörterlexikon)

selten. Es ist für manchen Patienten eher irreführend. Der Begriff Resonanz[16] begegnet uns dann doch gelegentlich in unserem Alltag und meint damit, dass man bei diesem oder jenem die selbe Wellenlänge hat. Bedeutet auch, das man auf der selben Wellenlänge schwingt. Und genau nach diesem Prinzip basiert diese Therapie. Alles ist Schwingung. Egal ob es ein Stein ist oder ein Insekt oder ein Blatt. Alles hat seine eigene Schwingung. Und das kann man auch wissenschaftlich nachweisen.

Wenn ich gefragt werde wie diese Resonanztherapie funktioniert, nehme ich gerne als Beispiel unser Spannungsnetz. Ich gehe mal davon aus, dass die meisten wissen, das unsere Spannungsversorgung bei 240 Volt und 50 Hz (Hertz) liegt. 240 Volt ist die Spannungsstärke, bzw. Spannungshöhe und 50 Hz ist die Frequenz mit der die Spannung übertragen wird. Das heißt, dass eine erzeugte Sinuswelle 50 mal in der Sekunde schwingt und übertragen wird. Wenn so eine Sinuswelle erzeugt wird, fängt sie z. B. bei Null Volt an und steigert sich dann auf Plus 120 Volt. Das ist der oberste Spannungspunkt. Die Spannung sinkt dann wieder auf Null Volt ab und geht weiter auf Minus 120 Volt. Das ist der niedrigste Spannungspunkt. Das sind dann insgesamt 240 Volt.

---

16 Die **Resonanz** bedeutet: Mitschwingen, Mittönen eines Schallkörpers. (Fremdwörterlexikon)

Bildlich dargestellt sieht dass so aus.

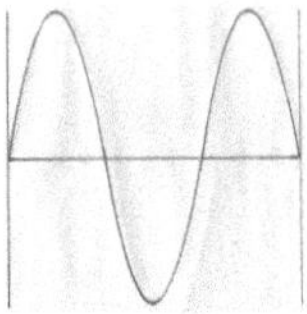

Wird die Sinuswelle nun um 180 Grad Phasenverschoben und fängt bei Null Volt an und sinkt zuerst auf Minus 120

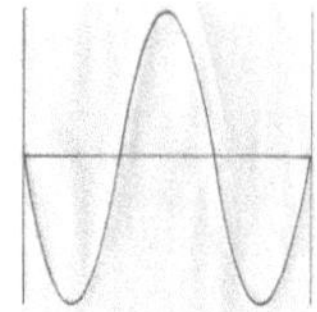

Volt und steigert sich wieder auf Plus 120 Volt und fällt wieder auf Null Volt, sind das auch wieder insgesamt 240 Volt. Werden nun beide Wellen gleichzeitig gestartet so überlagern sie sich und heben sich somit in der Gesamtsumme auf. Plus 120 Volt plus Minus 120 Volt ergibt Null Volt. Sie neutralisieren sich. Das heißt, man kann keine Spannung mehr messen. Das ganze ist jetzt nur eine Beschreibung und keine exakte Wiedergabe unseres Strom- und Spannungsnetzes. Aber genau nach solch einem Prinzip arbeitet die Resonanztherapie. Wie das technisch in solch einem Gerät umgesetzt wird, bleibt das Geheimnis des jeweiligen Hersteller. Es ist aber kein Geheimnis, dass das technisch gemacht werden kann.

So weit eine kurze Erklärung wie das Wirkprinzip einer Resonanztherapie funktioniert. Jedenfalls ist das bei meinem Resonanzgerät so.

Es gibt aber auch ein anderes Resonanzprinzip. Nehmen wir z.B. eine Brücke. Eine Brücke wirkt ja starr und steif. Soll ja auch so sein. Sie hat ja auch eine gewisse Last zu tragen. Nun marschiert eine ganze Kompanie oder auch mehr Soldaten im Gleichschritt über die Brücke. Was nun passiert, ist, das die Brücke anfängt in diesem Gleichschritt zu schwingen. Sie übernimmt die Resonanz des Gleichschrittes. Und sie schaukelt sich nun immer mehr auf. Das geht so lange bis die Brücke die Schwingung nicht mehr aushält und schließlich zerbricht. Deshalb dürfen Soldaten auch nicht im Gleichschritt über eine Brücke gehen. Oder nehmen wir noch ein anderes Beispiel. Nehmen wir eine Opernsängerin, die das hohe C sehr lange singen kann. Dazu nehmen wir ein sehr dünnwandiges Glas. Das Glas stellen wir nun auf einen Podest und die Sängerin davor. Die Sängerin fängt nun an zu singen. Kontinuierlich das hohe C. Und nach kurzer Zeit zerplatzt das Glas. Das liegt daran, dass das Glas sich nicht an die Schwingung anpassen kann, weil es einfach zu starr und steif ist und die Resonanzschwingung stärker ist als das Glas. Das selbe Prinzip sieht man auch bei einem Erdbeben. Manche Häuser stürzen zusammen weil sie zu starr sind und sich nicht so schnell auf die Schwingung des Erdbebens anpassen können. So viel nun zu den Resonanzen.

Kommen wir zurück zur Therapie. Wie läuft so eine Behandlung ab? Es gibt verschiedene Verfahren, die, nach welchem Resonanzprinzip auch immer, arbeiten. Dementsprechend gibt es auch unterschiedliche Geräte. Ich begrenze mich hierbei auf das Gerät mit dem ich arbeite. Im Großen und Ganzen ist die Vorgehensweise aber so ähnlich. Wenn das Gerät so weit eingerichtet und vorbereitet ist, fängt man damit an, das man erst mal herausfinden muß mit welchen Parasiten, Bakterien, Viren, Erregern oder Schwermetallen usw., die auszutestende Person belastet ist. Um das herauszufinden braucht man Testsubstanzen. Die kann man sich bei bestimmten Quellen kaufen. Der Patient nimmt nun zwei Handelektroden, die über ein Kabel mit dem Gerät verbunden sind, in die Hand. Nun befüllt man einen Becher, der ebenfalls mit dem Gerät verbunden ist, mit der ersten Testsubstanz, z.B. irgendein Bakterium. In dem Gerät wurde vorher eine bestimmte Trägerfrequenz eingestellt, über die jetzt die jeweilige Testabfrage läuft. Das Ganze ist jetzt wie ein geschlossener Kreislauf über den die Information transportiert wird. Nun wird über eine Einhandrute, auch Tensor[17] genannt, an der Person abgefragt ob diese mit dem Bakterium in Resonanz geht oder auch nicht. Wenn die Person mit diesem Bakterium in Resonanz geht, so ist sie mit diesem belastet. Man legt dann diese Testsubstanz auf die Seite. Man braucht diese dann für die spätere Behandlung. So geht es nun weiter. Man nimmt die gerade getestete Testsubstanz aus dem Becher und legt die nächste hinein. Und fragt wieder ab. Das macht man so lange bis man alle Testsubstanzen ausgetestet hat. Das hört sich langwierig an, ist es auch beim ersten Austesten. Aber nur so findet man heraus mit welchen Erregern usw. die Person überhaupt belastet ist. Das war der erste Schritt. Mit dem zweiten Schritt beginnt dann die Behandlung. Man befüllt nun den Becher mit den zuvor ausgetesteten Substanzen. Für die verschiedenen Belastungen gibt es

---

17 Die **Einhandrute**, auch **Tensor** genannt, ist ein Testgerät mit dem man jegliche Materie austesten kann. (Wikipedia)

unterschiedliche Programme, die man nun an diesem Gerät einstellen kann. Das sind alles Programme die aus jahrelanger Erfahrung gesammelt und erstellt wurden. Auch das sind Geheimnisse der jeweiligen Hersteller der Geräte. Nachdem man die verschiedenen Programme bestimmt und ausgewählt hat wird nun der Prozess gestartet. Die Person behält weiterhin die Handelektroden in der Hand. Und nun wird die Information, ausgehend vom Inhalt in dem Becher, wie oben beschrieben, in dem Gerät umgedreht und an die Person zurück übertragen. Die Belastungen werden somit neutralisiert. Zum Abschluss wird dann noch über ein bestimmtes Programm die Ausleitung aller dieser Belastungen durchgeführt. Dabei werden alle Organe, die für die Ausscheidung zuständig sind, wie die Nieren, Blase, Haut usw. angeregt und darauf vorbereitet, das jetzt ein bisschen Arbeit auf sie zukommt. Nach Ende der Behandlung kann nun der Körper mit seiner Arbeit beginnen. Soll heißen, dass nun das Immunsystem in Aktion kommt. Alle Erreger, Parasiten, Schwermetalle usw. die nun im neutralen Zustand sind, sich also nicht mehr gegen das Immunsystem wehren oder verstecken können, werden nun von diesem erfasst und können nun beseitigt werden. Da die Wirkung dieser Behandlung immer nur eine gewisse Zeit anhält können auch nicht alle Erreger, Parasiten usw. auf einmal erfasst werden. Das Immunsystem braucht auch seine Zeit bis es in Schwung kommt und reagieren kann. Deshalb wird immer nur ein Teil in dieser Zeitspanne beseitigt. Und mit jeder Behandlung werden diese Belastungen immer weniger. Im Normalfall kommen ja auch keine Erreger usw. mehr nach. Von all diesem Austesten und Behandeln merkt die Person nichts. Dafür ist die Spannungs- und Stromstärke viel zu gering. Die Hauptursache dieser Behandlungsform ist nun mal informativ. Und Strom und Spannung dienen lediglich zur Übertragung der Informationen. Und wirken mit ihren unterschiedlichen Frequenzen dabei unterstützend. Ein Vorteil dieser Behandlungsform ist, dass Personen jeden Alters damit behandelt werden können. Bis auf eine Ausnahme, und das wären die Babys. Babys sind dafür zu klein. Ich selbst schätze mich glücklich, dass ich seit 2015 solch ein Gerät habe und dementsprechend erfolgreich auch etliche Patienten damit behandelt habe. Für mich liegt der Vorteil dieser Behandlung darin, dass eine einmal damit behandelte Person, nach abgeschlossener Behandlungsphase nicht mehr so schnell erkrankt. Das liegt daran, das der Körper nun von Erregern, Parasiten, Schwermetallen, Allergien, usw. so weit befreit ist, dass das Immunsystem nun wieder viel schneller und effektiver auf erneute Belastungen reagieren kann.

Es ist auch kein Geheimnis, dass man mit Hilfe einer Einhandrute, oder auch Tensor, austesten kann, ob jemand mit einem bestimmten Parasiten, Virus oder Bakterium belastet ist. Das geht ganz einfach. Der Patient nimmt irgendeine Testsubstanz in die Hand und man testet mit dem Tensor aus, ob dieser mit der Testsubstanz in Resonanz geht oder nicht. Geht der Patient damit in Resonanz, dann ist er mit dem bestimmten Erreger belastet. Im Grunde genommen arbeite ich auch so mit meinem Resonanzgerät.

Lesen und arbeiten mit der Akasha-Chronik

Ich denke, wir sollten zuerst einmal klären was Akasha überhaupt ist. Akasha ist das Sanskrit Wort für "Äther". Chronik ist eine Aufzeichnung geschichtlicher Ereignisse. Die Akasha-Chronik[18] ist somit frei übersetzt eine Aufzeichnung geschichtlicher Ereignisse die irgendwo im „Raum" oder der „Himmelsluft" liegt und dort abgespeichert ist. Das bedeutet, dass diese Ereignisse sich somit nicht auf einer physischen Existenzebene, wie einer festen, flüssigen oder gasförmigen Materie befinden, sondern sich auf einer spirituellen geistigen Ebene befinden. Also nichts Greifbares.

Was ist nun dort gespeichert. Es heißt, das dort alles abgespeichert ist, was in der Vergangenheit geschehen ist, in der Gegenwart geschieht und in der Zukunft geschehen wird. Sie soll aus jedem einzelnen Gedanken bestehen, der jemals gedacht wurde, und jeder Möglichkeit, die es jemals geben wird. Jede Realität die eintreffen kann, soll dort als Wahrscheinlichkeit existieren, und alle Realitäten die wir erleben, kommen aus diesem Raum. Eine Welt, oder anders gesagt, ein spirituelles geistiges Universum, das nur aus Informationen besteht. Ein unvorstellbarer Ereignis- und Wissensspeicher, der über jede Vorstellungskraft hinausgeht.

---

18 **Chronik** ist eine Aufzeichnung geschichtlicher Ereignisse in zeitlicher Reihenfolge. (Fremdwörterlexikon)

Wie man vielleicht merkt, versuche ich gerade eine allgemein gültige Aussage zu verwenden, denn es gibt auch hierzu verschiedene Erklärungen, Ansichten und Aussagen. Ich verweise hier wieder darauf, dass sich jede Person über dieses Thema durch alle möglichen Quellen selbst informieren kann und sollte, wenn es sie interessiert.

Ich gebe hier nur meine persönlichen Erfahrungen und dem daraus entstandenen Wissen weiter.

Wie kann ich nun in dieser Akasha-Chronik lesen oder darauf zugreifen? Nun ja, auch da gibt es verschiedene Möglichkeiten.

Das geht zum einen über Meditation, zum anderen über Channeln, oder aber auch über Pendeln, Karten legen usw.

Das Grundprinzip ist immer das Gleiche. Ich möchte etwas wissen und stelle dazu meine Frage. Um eine Antwort zu bekommen brauche ich nun dazu ein Medium, oder jemand der sich mit Kartenlegen auskennt oder Pendeln kann, etc. Oder man hat sich einer der vielen Möglichkeiten selbst angeeignet oder durch irgendwelche Seminare erlernt.

Ein für mich phantastisches Erlebnis und praktisches Beispiel war die Lesung meines Palmblattes in Indien. Hierbei geht es darum, Informationen von einem selbst, sowohl von einem beschriebenen Palmblatt wie auch gleichzeitig durch die geistige Verbindung mit dem Leser des Palmblattes und dem Verfasser des Palmblattes, zu bekommen. Eine anschauliche und realistische Sache in Bezug zum Lesen in der Akasha-Chronik. Dazu gehe ich in einem späteren Kapitel näher darauf ein.

Das ich selbst in der Akasha-Chronik lesen und damit arbeiten kann, erlernte ich in einem Seminar. Der Seminarleiter ist eine sehr bekannte Person, dessen Name ich hier aus rechtlichen Gründen nicht nennen möchte, der die Methode des „Lesens morphischer Felder[19] in der Akasha-Chronik“, selbst entwickelt hat. Um in und mit der Akasha-Chronik lesen und arbeiten zu können benötigt man eine zweite Person. Das Prinzip hierbei ist relativ einfach. Fragen oder das Anliegen einer Person, die gerne Antworten darauf hätte, werden im Vorfeld mit dem Behandler besprochen. Um Informationen zu einer bestimmten Frage oder einem Anliegen zu bekommen, lade oder hole ich mir das entsprechende Feld der Frage oder des Anliegens herunter und sende es der zweiten Person, die in einem etwas weiteren Abstand zu einem selbst steht. Sie kennt die Frage natürlich nicht. Diese zweite Person fungiert nun wie ein Medium. Die Vorgehensweise ist wie bei der Aufstellungsarbeit. Diese zweite Person erhält oder bekommt nun Empfindungen oder Informationen zu der Frage oder

---

19 Als **morphisches Feld,** ursprünglich auch als **morphogenetisches Feld**, bezeichnet der britische Biologe Rupert Sheldrake ein hypothetisches Feld, das als „formbildende Verursachung“ für die Entwicklung von Strukturen sowohl in der Biologie, Physik, Chemie, aber auch in der Gesellschaft verantwortlich sein soll. (Wikipedia)

dem Anliegen. Diese bekommt sie aus dem Äther oder dem Raum. Diese Empfindungen oder Informationen gibt sie nun wider. Man kann nun weitere Fragen zu dem Thema stellen. Solange bis die Frage oder das Anliegen zufrieden stellend geklärt ist. Anschließend wird die zweite Person von diesem Feld befreit indem man das Feld wieder mit Dank dahin zurück schickt woher es gekommen ist. Vorteilhaft ist es wenn die zweite Person schon eine gewisse Erfahrung damit, oder mit der Aufstellungsarbeit, hat. Aber das ist keine Voraussetzung. Im Grunde kann jeder die zweite Person sein. Diese Art der Arbeit nennt sich nun „Lesen und arbeiten mit der Akasha-Chronik".

Besetzungen auflösen

Auch ein interessantes Thema. Besetzungen kennen wahrscheinlich die meisten in dem Zusammenhang, das ein Land, wie die westliche Bundesrepublik Deutschland, eine Zeitlang von den Briten, den Franzosen und den Amerikanern, nach dem verlorenen 2. Weltkrieg, besetzt war. Sie waren die Machthaber die bestimmten was die besetzte BRD machen und tun durfte. Oder eben auch nicht. Das kann man auch fast bildlich auf eine Person übertragen. Zumindest auf den geistigen und energetischen, und auch auf den körperlichen Bereich.

Wie soll man das jetzt wieder verstehen, werden sie sich fragen. Dazu muß ich etwas weiter ausholen. Beginnen wir mit der Frage: Woher kommen wir, was machen wir hier und wohin gehen wir wieder? Das mag jetzt für die Eine oder den Anderen ein Thema sein mit dem „Sie" oder „Er" überhaupt nichts anfangen können oder wollen. Wenn ich jetzt an die Bibel denke, dann wird darin gesagt, das Gott den Menschen aus Lehm oder Erde geformt hat und ihm dann das Leben „eingehaucht" hat. Ich möchte an dieser Stelle auch gleich darauf hinweisen, dass es nicht darum geht ob nun jemand Gottgläubig ist, oder nicht. Mir geht es hierbei nur um das Grundsätzliche. Wir haben also einen Körper und den „Lebenshauch". Hierzu darf sich nun auch Jede oder Jeder seine eigene Meinung bilden. Diesen „Lebenshauch" kann ich nun auch gleichsetzen mit der Energie die uns, bzw. den Körper am Leben hält. Einfach ausgedrückt. Das sollte so weit die Frage klären woher wir kommen.

Was machen wir hier? Im Großen und Ganzen geht es darum, im Laufe unseres Lebens diverse Erfahrungen zu machen. Diese Erfahrungen führen zu einem gewissen Bewusstsein. Nach unserem Ableben, dem Tod, kehren wir zu unserem Ursprung zurück und nehmen diese Erfahrungen und das Bewusstsein mit. Das sollte die Frage klären wohin wir wieder gehen. Das alles ist und bleibt ein Erklärungsmodell.
Unser Körper ist somit nur die Hülle, sozusagen das Haus in dem unser Lebenshauch lebt. Nennen wir den Lebenshauch der Einfachheit halber einfach Seele[20]. Nach dem Tod sollte die Seele wieder zurück zu ihrem Ursprung. Viele Seelen kommen jedoch aus den unterschiedlichsten Gründen mit dem Tod nicht klar. Das kann z.B. ein Unfall mit Todesfolge sein, oder ein plötzlicher Herzinfarkt mit Todesfolge, oder jemand hängt so sehr am Leben, das er nicht gehen will, usw. Es gibt viele Gründe. Und so manche Seele irrt nun ziellos in einer Art Zwischenebene herum, hängt sich notgedrungen an andere Lebewesen, meistens andere Men-

---

20 Der Ausdruck **Seele** hat vielfältige Bedeutungen, je nach den unterschiedlichen mythischen, religiösen, philosophischen oder psychologischen Traditionen und Lehren, in welchen er vorkommt. Im heutigen Sprachgebrauch ist hierbei oft die Gesamtheit aller Gefühlsregungen und geistigen Vorgänge beim Menschen gemeint. In diesem Sinne ist „Seele“ weitgehend gleichbedeutend mit „Psyche“, dem griechischen Wort für Seele. „Seele“ kann aber auch ein Prinzip bezeichnen, von dem angenommen wird, dass es diesen Regungen und Vorgängen zu Grunde liegt, sie ordnet und auch körperliche Vorgänge herbeiführt oder beeinflusst. (Wikipedia)

schen und verfolgen diese zunächst als eine Art Schattenwesen.

Und hier kommt nun die Aura ins Spiel. Aura? Hatten wir doch schon. Zum Nachlesen gehe dazu auf Seite 25. Weiter im Text. Die Aura wird als Energiekörper, welcher unseren physischen Körper umgibt, bezeichnet. Diese Aura schwingt nun individuell in einer bestimmten Schwingungsebene. Und je gesünder, zufriedener und ein in sich ruhender Mensch ist, desto höher schwingt diese Aura. Eine sehr hohe schwingende Aura bietet normalerweise einen gewissen Schutz gegenüber Besetzungen. Über Fehlverhalten wie Wut, Neid, Hass oder Eifersucht und Unzufriedenheit oder andere Missstände wird die Schwingungsebene der Aura herabgesetzt. Das kann aber auch durch andere Dinge geschehen, die unser Bewusstsein einschränken. Das kann durch Drogen, Alkohol, Medikamente, Narkosen usw. geschehen. Auch nicht zu vergessen die Manipulationen denen wir täglich ausgesetzt sind, u.a. Radio oder TV, oder andere Personen, auch aus dem näheren Umfeld. Ebenso können Anbindungen an Systeme den Weg für Besetzungen frei machen.

Grundsätzlich kann gesagt werden, je niedriger die Aura schwingt desto anfälliger ist eine Person für Besetzungen. Wenn dem so ist, kann es passieren, das man dann mit niedrig schwingenden Wesen, wie. z.B. erdgebundenen Seelen in Resonanz geht. Findet solch eine Seele nun so eine Person mit niedrig schwingender Aura versucht sie sich daran anzuheften. Und die Person bekommt davon nichts mit. Da beide auf der ziemlich selben Schwingungsebene sind. Ist dies geschehen bleibt es meistens nicht bei einer Besetzung, denn durch die erste Besetzung wird der Weg frei gemacht für weitere niedrig schwingende Wesen oder Seelen.

Bleibt die Frage warum merken solche Personen nicht, dass sie sich eine Besetzung eingefangen haben? Ist solch eine Person einmal von solch einer Fremdenergie oder Fremdenergien besetzt, entfernt sie sich meist von ihrer Selbstfindung und ihrem höheren Sein. Die eigenen Wünsche, Vorstellungen und Ziele, die man vom Leben hat, werden meist nicht mehr zielstrebig verfolgt, da man sich diesen seit der Besetzung nicht mehr wirklich bewusst ist. Das hängt damit zusammen, das solch eine Besetzung bestrebt ist ihre eigenen Ziele zu verwirklichen. Und diese sind meistens sich von der Energie der Person zu ernähren, in dem Sinne, dass sie Energie abzieht, die sie selbst braucht um weiter existieren zu können. Anzeichen können z.B. sein, dass man sich ständig matt oder schwach fühlt. Es gibt auch noch andere Anzeichen einer möglichen Besetzung. Diese können sich äußern in Dingen die man früher nicht gemacht hat, oder sich oft an getane oder geäußerte Dinge nicht mehr erinnern kann. Man tut manchmal irgendetwas und ärgert sich dann über einen selbst, dass man das getan hat. Verdächtig sind auch plötzlich auftretende Gemütsschwankungen wie grundlose Wutausbrüche oder anderes aggressives Verhalten. Sehr verdächtig ist auch ein Verhalten, dass an die

Persönlichkeitsspaltung von Dr. Jekyll[21] und Mr. Hide erinnert. Andere Anzeichen können auch plötzliche Angstzustände oder plötzlich auftretendes Herzrasen ohne ersichtlichen Grund sein.

Solche oder ähnliche Verhaltensänderungen erkennen die betroffenen Personen selbst nicht, da sie ja sozusagen von einer fremden Macht manipuliert und fremdgesteuert werden.

An dieser Stelle möchte ich darauf hinweisen, das solche oder ähnliche Anzeichen auch andere Gründe haben kann und es nicht eine Besetzung sein muß. Wie gesagt, es sind erst mal nur Hinweise. Ich möchte hier nicht, das etwas falsch verstanden wird.

Mögliche Besetzungen eines Körpers können sein, von bekannten oder unbekannten Verstorbenen, Elementale oder Dämonen, Außerirdische oder Schattenwesen.

Ein bekannter Verstorbener kann z.B. der Ehemann oder die Ehefrau sein.

Ein unbekannter Verstorbener kann somit jede/r sein.

Ein Elemental ist eine intelligente Wesenheit, die man entweder selbst erschaffen hat, oder durch eine andere Person erschafft wurde. Elementale können

---

21 **Der seltsame Fall des Dr. Jekyll und Mr. Hyde** ist eine Novelle des schottischen Schriftstellers Robert Louis Stevenson (1850–1894) aus dem Jahr 1886. Zentrales Motiv ist eine gespaltene Persönlichkeit. (Wikipedia)

aus allen möglichen Dingen entstehen, die dann nach der Entstehung selbständig und intelligent aktiv werden. Ein Elemental kann z.B. dadurch entstehen, wenn ein gutes Gefühl durch Lügen erzeugt wird. Aus diesem erschaffenen Elemental kann nun ein Lügendämon entstehen, der dann die besetzte Person ständig dazu zwingt die Unwahrheit zu sagen.

Einen Dämon bezeichnet man als bösen und/oder unheimlichen Geist. Man sollte das nicht gleichsetzen mit der kirchlichen Darstellung des Teufels oder durch verschiedene Medien dargestellte Angst machende Wesenheiten. Dem ist nicht immer so. Diese geistigen Wesenheiten scheinen eine eigene Abstufung zu haben. Es gibt demnach innerhalb eines solchen Systems die eher niedrig eingestuften Dämonen, die sich mit mehr Schein als Sein zeigen, bis hin zu den so genannten Erzdämonen. Die in der Rangliste ganz oben stehen. Solch ein Erzdämon ist sich seiner Größe sehr bewusst und wesentlich intelligenter und machtvoller wie die der untergeordneten Dämonen. Das ist ähnlich wie bei den Engeln, die im Gegenteil zu den Dämonen, von den Menschen als positiv gesinnte Wesenheiten bezeichnet werden. Auch hier gibt es die Unterschiede, vom Engel und Erzengel.

Wie sie sehen begeben wir uns langsam in eine Richtung, die für die Eine oder den Anderen, nicht mehr ganz nachvollziehbar ist oder unverständlich und nicht glaubwürdig erscheint. Wir sprechen hier von pa-

---

[22] **Paranormal** bedeutet, auf natürliche Weise nicht erklärbar, übersinnlich (Fremdwörterlexikon)

ranormalen[22] Phänomenen[23]. Auch hierzu darf sich jede/r selbst seine Meinung bilden. Ich gebe hier nur wieder, was ich meine zu wissen und selbst erlebt und erfahren habe.

Bei den Außerirdischen verhält es sich ähnlich. Manche glauben an sie, manche nicht. Auch dazu darf jede/r seine eigene Meinung und Ansicht haben. Hier gibt es auch, je nach persönlichem Empfinden, gute und böse Außerirdische. Manche sind uns eher wohl gesonnen, manche eher nicht, da sie ihre eigenen Ziele verfolgen, die man auch eher als verwerflich ansehen kann. Bei den Dämonen handelt es sich grundsätzlich um geistige Wesenheiten. Außerirdische Wesen hingegen begegnet man häufig in Form einer Besetzung oder inkarniert im menschlichen Körper.

Bleiben zum Schluß die Schattenwesen. Schattenwesen sind Wesenheiten die keinen Körper durch Inkarnation[24] erlangen können.
Nun haben wir schon mal einen Eindruck bekommen welche Arten es von einer Besetzung oder Besetzungen geben kann.

Nun stellt sich wieder die Frage, wie kann ich eine Besetzung loswerden oder auflösen. Auch hier gibt es ein

---

23 Das **Phänomen** ist eine Erscheinung, oder außergewöhnliches Ereignis (Fremdwörterlexikon)

24 Die **Inkarnation** bedeutet: Fleischwerdung, Menschwerdung (eines Gottes) (Fremdwörterlexikon)

Hilfsmittel. Erlernt habe ich auch dieses bei dem schon im Vorkapitel erwähnten Seminarleiter.

Zuerst einmal muß ich ja irgendwie eine Fremdbesetzung feststellen. Dafür gibt es drei Möglichkeiten. Zum einen durch aufspüren in der Aura, zum anderen durch aufspüren durch morphische Felder, oder durch Hypnose[25].

Wenn man gelernt hat über oder durch die Hände Energien zu spüren, kann man damit gut arbeiten. Zum aufspüren einer Besetzung in der Aura steht die vermutlich besetzte Person vor einem. Man beginnt nun sich in Gedanken zu sagen: „Fremdbesetzung aufspüren". Man stellt sich seitlich neben die Person und beginnt nun mit den Händen sozusagen die Aura zu erspüren. Man beginnt am Kopfscheitel indem man beide Hände in kurzen Abstand flach darüber hält. Ich achte nun darauf was ich spüre oder fühle. Dann gehe ich mit meinen Händen weiter nach unten. Eine Hand ist dabei auf der Stirnseite, die andere Hand auf dem Hinterkopf. Beide in einem kurzen Abstand zum Körper. Auch hier spüre ich wieder hinein. Immer mit dem Gedanken „Fremdbesetzung aufspüren". Dann gehe ich weiter zum Hals, zur Brust, bis zu den Füßen. Spürt man an irgendeiner Position während des Abtastens nun ein Kribbeln, einen Temperaturunterschied oder eine mehr oder weniger andere Veränderung in den Händen,

---

25 Die **Hypnose** = Zwangsschlaf, Schlaf oder schlaf ähnlicher Zustand (Fremdwörterlexikon)

kann man davon ausgehen, das eine Besetzung vorliegt. (Mit etwas Übung merkt man die Unterschiede. Auch hier gilt, das jede/r ein anderes Grundgespür in den Händen hat.) So viel zum Aufspüren in der Aura.

Das Aufspüren einer Besetzung über das morphogenetische Feld ist ähnlich wie das Arbeiten mit der Akasha-Chronik. Hierfür brauche ich wieder eine zweite Person. Wenn ich mir das Feld der zu behandelten Person geholt habe, sende ich dieses wieder zu der zweiten Person. Wenn man nun eine Besetzung vermutet, kann ich dies dahingehend überprüfen, indem ich mir das Feld hole, das den Körper kontrolliert und dieses auch an die zweite Person sende. Wenn das ganz anders ist wie das ursprüngliche Feld der Person, kann ich auch davon ausgehen, das hier eine Besetzung vorliegt.

Die dritte Art des Aufspüren einer Besetzung ist die Hypnose. Man fragt bei einem Verdacht einer Besetzung das Unterbewusstsein ob die Seele allein im Körper ist. Wenn nicht, ist es möglich direkt mit der Fremdbesetzung zu sprechen. Da dies in einer möglichst tiefen Hypnose erfolgt, möchte ich hier nicht näher darauf eingehen. Dies sollte nur durch sehr erfahrene Hypnotiseure geschehen. Ich möchte hier an dieser Stelle nur auf die Möglichkeit hinweisen. So viel zu den Möglichkeiten des Aufspürens einer Fremdbesetzung.

Weiter geht es mit der Frage: Wie kann ich nun eine Besetzung auflösen oder entfernen? Dafür gibt es mehrere Möglichkeiten. Die einfachste Art eine Besetzung zu entfernen, ist, wenn man direkt in der Aura arbeitet. Hierzu streicht man durch die Aura und denkt sich dabei, „Fremdfelder oder Besetzungen entfernen". Hinterher sendet man das entfernte Feld oder die Besetzung an einen Ort wo es hingehört und keinen Schaden anrichtet. Das funktioniert schon recht gut bei einfachen Besetzungen.

Wenn es auf diese Art nicht möglich ist brauche ich ein anderes Hilfsmittel. Eine weitere Möglichkeit Fremdbesetzungen aufzulösen besteht darin, diese in eine andere Welt zu schicken. In eine für sie zugeschnittene Parallelwelt. Auch hier wird wieder gedanklich gearbeitet. Dafür konzentriere ich mich auf eine (Parallel)Welt, in der sich die Wesenheit wohl fühlen und sich weiter entwickeln kann. Nun forme ich mit meinen Händen und mit Gedanken ein Tor und öffne dieses. Dann fordere ich die Wesenheit auf durch das Tor zu gehen. Hat die Besetzung das Tor passiert schließe ich es sofort wieder. Wenn es funktioniert hat, ist die Besetzung verschwunden. In den meisten Fällen spürt das auch die betroffene Person.

Manchmal geht das aber nicht auf Anhieb. Dann bedarf es noch Mal einer Diskussion. Wenn das zu keinem Ende kommt, greift man zu einem härteren Mittel. Dafür braucht man so etwas wie einen Staubsauger, einen Fremdfeldsauger aus der Parallelwelt. Dieser wird auch wieder gedanklich erstellt. Damit lässt sich eine Fremdbesetzung in eine Parallelwelt saugen. So nach dem Motto: Bist du nicht willig brauche ich etwas Gewalt. Die Wesenheiten wissen, dass sie dagegen keine Chance haben. Manche gehen dann doch freiwillig, andere werden dann mit sanfter Gewalt in ihre für sie erschaffene Parallelwelt gesaugt. Auch hier schließe ich danach sofort wieder das Tor zur Parallelwelt.

Dann gibt es noch die „Hartgesottenen“. Diese wollen absolut nicht gehen. Bei denen bewirkt auch der Fremdfeldsauger nicht viel. Dann gibt es noch ein Mittel. Diese wird als schwarze Sonne bezeichnet. Hierbei handelt es sich um ein schwarzes Loch im Zentrum der Milchstraße. Bekanntlich verschlingt so ein schwarzes Loch alles was ihm zu Nahe kommt. So wirkt auch die schwarze Sonne. Die Wesenheiten wissen darüber Bescheid. Man kann deshalb die schwarze Sonne auch als Warnung einsetzen. Erstellt wird eine schwarze Sonne, in dem man um einen Zugang zur schwarzen Sonne bittet und gleichzeitig die Arme vor der zu behandelten Person so ausbreitet, als wenn man ein Staubsaugerrohr in den Händen hält. Dann kann man entweder gedanklich oder auch laut aussprechen, das alle Fremdbesetzungen entfernt und in die schwarze Sonne gezogen werden sollen. Man kann das nun auch erst mal als Warnung einsetzen und eine Zeitlang wirken lassen. Einige Besatzer lassen sich davon beeindrucken und wollen dann doch freiwillig gehen. Sie wissen, das es aus der schwarzen Sonne kein entrinnen gibt. Nun lässt man erst einmal die schwarze Sonne so stehen und eröffnet zusätzlich eine für die Besetzung passende Parallelwelt. Man öffnet wieder ein Tor und die Besetzung kann nun freiwillig dahin gehen.

Wenn nicht bleibt ihr nur die Möglichkeit, mit einem neu erstellten Feldsauger in die Parallelwelt oder in die schwarze Sonne gesaugt zu werden. Die meisten gehen dann freiwillig. Andere sind stur und sie werden dann in die schwarze Sonne gesaugt. Anschließend schließt man sofort das Tor oder den Zugang zur schwarzen Sonne wieder. Man bedankt sich für die Hilfe und Unterstützung und sendet wieder alles dahin wohin es gehört.

Wichtig finde ich hierbei auch zu erwähnen, dass der Einsatz mit der schwarzen Sonne nur als letztes Mittel eingesetzt werden sollte. Da alles im Universum einen Sinn hat und auch Fremdbesetzungen grundsätzlich eine Existenzberechtigung haben. Auch hierüber kann man unterschiedlicher Meinung sein. Für mich ist das mittlerweile Normalität. Da ich ja selbst schon Besetzungen aufgelöst oder entfernt habe, weiß ich, dass das funktioniert.

Ich habe festgestellt, dass die meisten Besetzungen verirrte Seelen sind, die sich einfach einen Wirt suchen, in der Hoffnung über diese Person ins Licht zu kommen, oder dahin wohin sie gehören. Alle diese Seelen sind froh, das sie endlich entdeckt wurden und jemand da ist der ihnen hilft dahin zu kommen wohin sie gehören. Diese Seelen gehen freiwillig und ohne Probleme.
Das ist jetzt mehr oder weniger eine kurz gefasste Beschreibung wie man Besetzungen auflöst. Ich kann hier nicht bis ins letzte Detail gehen. Möchte ich auch nicht.

Dafür gibt es Leute die solche oder ähnliche Seminare geben. Da sollte man intensiver lernen mit solch einem Thema umzugehen und zu arbeiten. Wen es interessiert der wird die für ihn passenden Angebote finden.

Hypnose

Den Begriff der Hypnose hatten wir schon im vorhergehenden Kapitel. Noch mal als Wiederholung. Die Hypnose[26] bedeutet einen Zwangsschlaf, Schlaf oder schlaf ähnlichen Zustand.
Hypnose kennen einige bestimmt aus dem Fernsehen. Da gab es bis vor einigen Jahren sogar hin und wieder Sendungen die sich mit der Hypnose beschäftigten. In solchen Sendungen ging es hauptsächlich um eine Showhypnose. Zum Spaß der Zuschauer ließ man hypnotisierte Personen z.B. in eine Zitrone beißen, und diese dachten es wäre eine Orange, die auch danach schmeckte. Dies war eine Suggestion.

In diesem Zusammenhang werden die Begriffe: „Hypnose", „Trance" und „Suggestion", entweder gleichgesetzt oder verwechselt. Dazu eine kurze Erklärung.
„**Hypnose**" nennt man die Technik, eine Person in eine Trance zu versetzen.
„**Trance**" ist ein Dämmerzustand, oder ein hypnotisierter Zustand.
„**Suggestion**" ist eine Beeinflußung, oder auch ein Gedanke der jemanden eingeredet wird.
Ist Hypnose nun nichts anderes wie eine andere Beschreibung für Schlaf? Nein. Das ist insofern eine korrekte Zustandsbezeichnung, als sich der Körper wäh-

---

26 **Hypnose** (abgeleitet von altgriechisch *hýpnos*, deutsch ‚Schlaf') ist (die physiologische und psychologische Theorie der Hypnose zusammenfassend) ein „Zustand künstlich erzeugten partiellen Schlafs in Verbindung mit einem veränderten Bewusstseinszustand. (Wikipedia)

rend der Hypnose so tief entspannt, dass diese Entspannung vergleichbar ist mit tiefem, erholsamem Schlaf. Und auch die Gehirnwellenaktivität im Hypnosezustand ähnelt der in den drei Schlafphasen.

Beim hypnotisieren kann man verschiedene Trancestadien erreichen, in denen unterschiedliche Dinge möglich werden.

Die **leichte Trance** entspricht der Einschlaf- bzw. Aufwachphase. Dieser Zustand ist eher als Zwischenzustand anzusehen, da dieser (vergleichbar mit autogenem Training) weder in der Therapie, noch in der Show mit direkten Techniken zu größeren Erfolgen führt.

Im **mittleren Trancezustand** sind bereits relativ problemlos Therapien, oder auch eine Rückführung (Reinkarnation[27]) möglich. In der Schlafphase wäre das der Leichtschlaf und die Traumphase.

In der **tiefen Trance** ist prinzipiell alles möglich. Dieser Zustand ist ein Muß bei der Showhypnose und in der Hypnosetherapie, da hier die Interventionen des Wachbewusstseins extrem eingeschränkt sind. In der Schlafphase lässt sich das mit der Tiefschlafphase vergleichen.
Der große Unterschied zum Schlaf besteht vor allem darin, dass die hypnotisierte Person nicht schläft, son-

---

27 **Reinkarnation** = Wanderung der Seele in eine neue Daseinsform (Fremdwörterlexikon)

dern sich in einem Zustand erhöhter Aufmerksamkeit befindet. Sie hört während der Hypnose (meistens) jedes Wort und jedes Geräusch, wenn auch nicht mit der gleichen Wertstellung wie im Wachzustand. Die hypnotisierte Person ist mit ihrem „Ich Bewußtsein“ anwesend, allerdings mit einer stark eingeschränkten Kritikfähigkeit. Das heißt, die hypnotisierte Person nimmt die ihr vorgegebenen Suggestionen in diesem Zustand an, ohne diese zu hinterfragen oder diese zu überdenken.

Während einer Hypnosesitzung wird das klare Tagesbewusstsein für die Zeit der Sitzung sozusagen zur Seite gestellt und der Hypnotiseur bekommt so die Möglichkeit direkt mit dem Unterbewußtsein zu kommunizieren. Dieser direkte Zugang zum Unbewussten ist der Schlüssel zur Wirksamkeit der Hypnose. Durch die Absenkung der inneren Kontrollinstanzen der hypnotisierten Person, ist es möglich Blockaden zu lösen, Verhaltensmuster und alte Glaubenssätze loszulassen und somit wirkliche Veränderungen zu erreichen. Das erklärt hoffentlich schon mal den Sinn und Zweck einer Hypnose.

Welche Möglichkeiten die Hypnose im Einzelnen bietet, kann man wie folgt zusammenfassen:

- Hypnose in der Lebenshilfe
- Hypnose in der Medizin

• Hypnose in der Parapsychologie[28]

Hypnose in der Lebenshilfe ist u.a. geeignet für die Raucherentwöhnung oder dem Wunsch zum Abnehmen.

Hypnose in der Medizin wird u.a. gerne zur Schmerzunterdrückung, wie z.B. von einem Zahnarzt angewendet, oder sie kann auch gut in der Traumbearbeitung und zur Klärung psychosomatischer Erkrankungen verwendet werden.

Hypnose in der Parapsychologie ist für manche ein heikles oder ein „spinnerdes“ Thema. Halten wir es einmal so, dass auch das möglich ist. Hierbei geht es mehr um Phänomene die sich mit parapsychologischer Forschung befassen.

Erwähnenswert und unbedingt auch ganz wichtig ist, an dieser Stelle ganz klar zu sagen, dass die Horrorbeispiele von Menschen, die in Hypnose Verbrechen begangen haben, gelogen und an den Haaren herbeigezogen sind. Es ist innerhalb der Hypnose nicht möglich, Menschen zu etwas zu bringen oder zu überreden, was mit ihrem innersten Wesen nicht vereinbar ist oder zuwider läuft.

---

28 Die **Parapsychologie** (von altgriechisch - *para-*, deutsch ‚neben‘, und *psychología*, deutsch ‚Seelenkunde‘) versteht sich selbst als wissenschaftlichen Forschungszweig, der angeblich jenseits des normalen Wachbewusstseins liegende psychische Fähigkeiten untersucht, die das normale Erkenntnisvermögen überschreiten, und ihre Ursachen sowie ein mögliches Leben nach dem Tod. (Wikipedia)

Hinweis: Die Parapsychologische Beratungsstelle in 79102 Freiburg i. Br. bietet ein umfassendes Beratungsangebot für Menschen, die ungewöhnliche, paranormale, okkulte oder unerklärliche Erfahrungen gemacht haben und kompetente Gesprächspartner brauchen oder Hilfestellung für den Umgang mit ihren Erfahrungen benötigen. (Wikipedia)

Bei all den verschiedenen Möglichkeiten, hat die Hypnosearbeit immer ein bestimmtes Ziel, über die Wirkung auf das Unbewusste und den Wunsch dieses Ziel zu erreichen.

Channeln

Vor rund 20 Jahren war Channeling noch etwas besonderes, das anscheinend nur bestimmtem Personen vorbehalten war. Damals hatte man auch nicht so die Möglichkeiten sich schnell mal im Internet zu informieren, so wie heute. Über dieses Thema wurde eher hinter der vorgehaltenen Hand gesprochen. Man wollte ja auch nicht unbedingt als „Spinnerd“ oder „Verrückt“ gehalten werden. Und dabei ist das Channeling auch nichts Neues. Man kennt es aus der Geschichte. Die bekannteste Geschichte ist wohl das Orakel von Delphi. Den Überlieferungen nach saß eine Priesterin auf einem Dreibein über einer Erdspalte aus der das austretende Gas diese in eine Art Trance versetzte, und durch den veränderten Bewusstseinszustand dann Weissagte oder Orakelte. Heute nennt man diese Art des Weissagens oder Orakeln Channeln. Nur braucht man heute dazu keine Drogen oder irgendwelche Gase. Einer der bekanntesten Channeler aus dem vorigen Jahrhundert, ist wohl Edgar Cayce[29]. Der hatte die Fähigkeit sich in Trance zu versetzen und erhielt die Informationen über das Unbewusste, das seinem Bewußtsein nicht zugänglich sei. Er konnte sich auch nicht

29 **Edgar Cayce** (* 18. März 1877 in Hopkinsville, Kentucky, USA; † 3. Januar 1945 in Virginia Beach, Virginia, USA) war ein US-amerikanisches Medium. Cayce gab Antworten zu Fragen über Themen wie Gesundheit, Astrologie, Reinkarnation und Atlantis, während er in Trance war. Er wurde zum Ende seines Lebens als der „schlafende Prophet“ bekannt. (Wikipedia)

mehr nach einer Trancesitzung an das erinnern, was er gesagt habe. Das sieht heute doch etwas anders aus. Klären wir erst mal was Channeln überhaupt ist und welche Arten es gibt.

Channeln kommt aus dem Englischen und heißt ganz einfach Kanal.

Man unterscheidet zwischen drei Arten des Channelns.

Eine Personen, die die empfangenen Worte aufschreibt wird Schreibmedium genannt.

Eine Personen, die Bilder empfängt und malt, wird Malmedium genannt.

Eine Person, die die empfangen Informationen ausspricht, wird Medium[30] genannt. Das Medium ist also eine Person, die sich als Kanal (Channel) zur Verfügung stellt. Als Kanal ist hierbei die geistige Verbindung gemeint.

Im Grunde genommen ist jede Person eine Channelperson. Zumindest mit einer einseitigen Verbindung. Nehmen wir z.B. das Beten. Jemand betet zu Gott oder Jesus. Das kann die Person auch stumm machen. Somit haben wir einen einseitigen geistigen Kontakt zu Gott oder Jesus. Wenn diese Person nun eine Antwort,

---

30 **Medium**: vermittelndes Element, Übermittler von Informationen, bei spiritistischen Sitzungen mit Geistern in Verbindung tretende Person. (Fremdwörterlexikon)

in welcher Form auch immer, bekommt, kann man das auch Channeln nennen.
Channeln ist somit eine geistige Kommunikation mit irgendeiner geistigen Wesenheit. Welche das auch immer ist oder sein soll. Das darf die einzelne Person für sich entscheiden. Man sollte sich jedoch sehr sicher sein mit welcher Wesenheit ich in Verbindung treten will. Es sind nicht alle diejenigen für die sie sich ausgeben. Ich kann nur dazu raten, wenn jemand Channeln will, das sich diese Person von einer zur lichtvollen Seite gewandten Person ausbilden lässt. Ansonsten kann das Ganze auch im schlimmsten Fall in der Psychiatrie[31] enden.

Ich selbst hatte ja schon das Vergnügen während meines Studiums zum Heilpraktiker. Es war eine junge Dame, die zuerst ein Schreibmedium war und dann recht schnell zu einem aussprechendem Medium wurde. Auch ich kann mittlerweile, jedenfalls einigermaßen, channeln. Noch habe ich nicht immer den passenden Zugang zur lichtvollen geistigen Welt oder einzelnen Wesenheiten. Aber teilweise klappt es schon ganz gut.

Kommen wir zu der Frage für was Channeln überhaupt sinnvoll ist oder gut sein soll. Channeln kann in einigen Bereichen des Lebensabschnitt hilfreich und nützlich sein. Der Wunsch nach Kontaktaufnahme zur geistigen

---

31 **Psychiatrie** ist die Wissenschaft und Behandlung von seelischen Störungen und Geisteskrankheiten. (Fremdwörterlexikon)

Welt kann sehr vielschichtig sein. Mit Hilfe eines Mediums bedient man sich dabei gerne der verschiedensten Themen, wie etwa:

Kontakt mit einem/r Verstorbenen, um etwa ungeklärte Dinge zu klären, wie z.B.:

die fehlende letzte Aussprache vor dem Sterben,

Aufräumen von Mißverständnissen,

Lösen von geleisteten Eiden, Schwüren und Versprechungen

Auflösen von durch den Verstorbenen verursachten einschränkenden Glaubenssätzen

Sorge, ob es dem/der Verstorbenen „dort oben“ gut geht

Klärung darüber, ob der Verstorbene noch eine Botschaft für den Fragesteller hat.

Kontakt mit anderen lebenden Personen, um z.B.

Mißverständnisse auf geistig spiritueller Ebene zu bereinigen

oder nach vermißten Personen zu suchen

Kontakt mit dem eigenen Geistführer oder Geistführerin, um z.B.

mehr über das eigene Lebensziel, die große Aufgabe, die Berufung zu erfahren

oder Antworten zu erhalten darüber, warum man z.B. krank ist und was die Lösung sein könnte.

Kontakt mit anderen Wesenheiten, z.B.

mit Engeln oder aufgestiegenen Meistern,

um Fragen zum Wohlstand, Partnerschaft, Beruf etc. beantwortet zu bekommen

oder zu hinterfragen, warum ein bestimmtes Ereignis passiert ist.

Es gibt aber auch noch andere Themenbereiche die man befragen kann, wie z.B. jene angesprochenen von Edgar Cayce.

Auch das Channeln ist ein Grenzbereich zwischen geistiger und physischer oder realer Welt. Auch hier bleibt jedem überlassen was er/sie davon hält.

Palmblattbibliothek

Um zu wissen wie der Tag verläuft lesen viele Menschen gerne ihr Tageshoroskop. Um einen etwas erweiterten Blick in die Zukunft zu werfen lässt man sich auch gerne mal die Karten legen oder lässt sich ein astrologisches Horoskop[32] erstellen. Können sie sich vorstellen, dass es auch noch eine andere Möglichkeit gibt wesentlich mehr wie in einem üblichen Horoskop über ihr Leben zu erfahren? Sowohl für die Zukunft wie auch aus der Vergangenheit? Gibt es.
Diese Möglichkeit gibt es in einer Palmblattbibliothek. Palmblattbibliotheken gibt es in Indien, Bali oder auch Myanmar.

Wer sich dafür interessiert mehr über seinen Lebensplan oder seine Lebensaufgabe zu erfahren stößt früher oder später auf die Palmblattbibliotheken.

2018 nutzte ich die Gelegenheit, mit einem dafür spezialisierten Reiseunternehmen, nach Indien zu fliegen und dort zwei Palmblattbibliotheken zu besuchen. Eine für mich sehr Ereignis- und Erlebnisreiche Reise. Allein über die Reise und den kurzen Aufenthalt dort lässt sich sehr viel erzählen. Ich möchte mich jedoch nur auf die Palmblattbibliotheken beziehen.
Die Palmblattbibliotheken gründeten, nach den alten indischen Geschichten, vor über 5000 Jahren vor Chris-

---

32 **Horoskop**: Voraussage über kommende Ereignisse aus der Stellung der Gestirne am Geburtstag. (Fremdwörterlexikon)

tus, 7 Rishis[33]. Diesen mythologischen[34] Wesenheiten wird eine ganz außerordentliche spirituelle Macht nachgesagt. Ihnen soll es auch möglich gewesen sein in der Akasha-Chronik lesen zu können. Diese spirituellen Fähigkeiten nutzten die Rishis, den Überlieferungen zufolge, aus der Akasha-Chronik die Lebensläufe von mehreren Millionen Menschen zu lesen und diese dann schriftlich auf getrocknete Blätter der Stechpalme zu übertragen. Das gesamte Leben all dieser Menschen, von der Geburt bis zum Zeitpunkt ihres Todes, wurde auf den Palmblättern eingeritzt. Und das in der Sprache Alt-Tamil oder Sanskrit, die heutzutage nur noch von wenigen Eingeweihten beherrscht wird. Ein solches Palmblatt soll etwa 800 Jahre halten. Wenn eines alt und brüchig geworden ist, wird eine Abschrift des Textes auf einem neuen Palmblatt angefertigt. Von den Palmblättern sollen etwa 10 Prozent Informationen über das Schicksal von Nicht-Indern enthalten. Bei diesen 10 Prozent weiß man nicht wirklich ob es für jeden

---

33 **Rishi** (Sanskrit) ist im Hinduismus ein Seher oder mythischer Weiser. Den Rishis wurden der Legende nach die heiligen hinduistischen Texte (Shruti) offenbart, zu denen die **Veden** gehören. Die Rishis können Priester, Autoren vedischer Hymnen, Heilige, Asketen, Propheten und Einsiedler sein. (Wikipedia)

Der **Veda** (auch **Weda**) oder die **Veden** (Sanskrit, m., *veda* „Wissen", „heilige Lehre") ist eine zunächst mündlich überlieferte, später verschriftlichte Sammlung religiöser Texte im Hinduismus. Viele hinduistische Strömungen überliefern eine grundlegende Autorität des Veda. Den Kern des Veda bildet die mündliche Tradition der Shruti, das sind von Rishis (Weisen) „gehörte" Gesänge, also Offenbarungen. (Wikipedia)

34 **Mythologie**: alle überlieferten Sagen eines Volkes. (Fremdwörterlexikon)

Nicht-Inder solch ein Palmblatt gibt. Es wird aber gesagt, dass diejenigen die sich auf den Weg in solch eine Bibliothek begeben, es mit hoher Wahrscheinlichkeit ihr Palmblatt gibt. Scheint auch so zu sein, denn von mir gab es ein Palmblatt. Bis vor ein paar Jahren war es so, dass, wenn man etwas über sein Schicksal erfahren wollte, sich selbst nach Indien in eine dieser Bibliotheken begeben musste. Heute gibt es auch die Möglichkeit sich sein Palmblatt mit Hilfe einer Videokonferenz lesen lassen zu können. Die Technik macht es möglich. Aber es gibt keine Garantie, dass es dann auch ihr Palmblatt gibt.

Wer jetzt denkt, dass er so einfach mal in eine Palmblattbibliothek gehen und sich sein Palmblatt lesen lassen kann, ist leider auf dem Holzweg. Geht nicht. Zum Einen würde man wahrscheinlich so eine Palmblattbibliothek überhaupt nicht finden, weil sie nicht so wie hier bei uns in Deutschland mit Lichtreklame oder einem großen Schild oder einer Tafel gekennzeichnet ist, sondern solch eine Palmblattbibliothek unscheinbar irgendwo in einer Straße in einem einfachen, ebenso unscheinbarem Haus, untergebracht ist, oder sich darin befindet. Die Einheimischen wissen wo sich solch eine Bibliothek befindet. Zum anderen gibt es in solch einer Bibliothek auch kein Regal wo man eventuell sein Palmblatt finden könnte. So ein Palmblatt ist etwa 5 cm breit und etwa 20 cm lang und ein paar Millimeter dick. Mehrere solcher Palmblätter sind über ein Loch im Palmblatt mit einer Kordel zu einem Bündel verbunden. Selbst wenn könnte man nichts damit anfangen, weil wie schon erwähnt dieses in Alt-Tamil oder Sanskrit[35] geschrieben ist. Erschwerend kommt noch hinzu, dass auf so einem Palmblatt auch nur Stichworte stehen. Den Rest bekommt der Reader oder Leser des Palmblattes über eine geistige Verbindung mit einem der Rishis übermittelt. Ohne solch einen Reader oder Leser geht es einfach nicht. Der Reader oder Leser ist sozusagen der Übermittler der noch fehlenden Informationen. Nur ein Reader oder Leser ist in der Lage, eine persönliche Palmblattlesung durchzuführen. Also, es ist zwecklos einfach mal in so eine Bibliothek zu gehen. Selbst wenn ich eine Bibliothek finden würde. Ohne vorherige Anmeldung geht da nichts. Das betrifft auch eine Lesung über eine Videokonferenz. Man ist so oder so von dem Leser des Palmblattes abhängig.

So ein Leser des Palmblattes wird Nadi-Reader genannt. Basis des Nadi-Readings oder Lesens ist die Lehre vom Shuka-Nadi. Shuka steht dabei für göttliche Weisheit und Nadi für einen bestimmten Augenblick der Zeit. Die Wahrnehmung von Vergangenheit und Zukunft, jenseits unseres herkömmlichen Zeit-Raum-Begriffes, beruht auf dieser Lehre. Darauf aufbauend soll das Shuka-Nadi eine lebensberatende Funktion ausfüllen.

In solch einer Palmblattbibliothek werden die originalen Palmblätter aufbewahrt. Diese wertvollen Dokumente

---

35 **Sanskrit**: Literatur- und Gelehrtensprache des Altindischen. (Fremdwörterlexikon)

werden sorgfältig geschützt und auch nur von dem Nadi-Reader zugänglich gemacht.

Wer also etwas über die eigene Zukunft wissen möchte kann dies in einer Palmblattlesung erfahren.

Wenn man sich für eine Lesung entschieden hat bekommt man Informationen aus der Vergangenheit, Gegenwart und Zukunft. Bis hin zu seinem Todesdatum, wenn man es dann auch wissen möchte. Wie solch eine Lesung abläuft möchte und kann ich nicht in allen Einzelheiten wiedergeben. Das würde zu weit führen. Ich beschränke mich deshalb hier auf die nötigsten Informationen. Genaueres können sie sich, wie schon so oft erwähnt, bei entsprechenden Anbietern oder anderen Quellen besorgen.
Eine Lesung beinhaltet normalerweise 12 Kapitel. Je nach Bibliothek können es auch 14 Kapitel sein. Die Kapitel 13 und 14 sind dabei eher für die Inder und Inderinnen geeignet. Für die Nicht-Inder reichen die 12 Kapitel vollkommen aus.

Jedes Palmblatt ist einzigartig und enthält Informationen über den Lebensweg, karmische Muster, Schicksalsschläge, Beziehungen und vieles mehr. Bevor eine Lesung beginnt muß der Leser erst mal das passende Palmblatt finden. Dafür braucht er den Namen und das Geburtsdatum. Auf der Suche nach dem richtigen Palmblatt werden dann auch noch spezielle Fragen gestellt, wie z.B. den Namen des Vaters oder Mutter. Das passiert auch teilweise bei anderen Kapiteln. Immer mit dem Hintergrund sicher zu sein, dass man das richtige

Palmblatt hat. Die Informationen können deshalb auch auf unterschiedlichen Palmblättern verteilt sein. Es gibt eher selten nur das „Eine“ Palmblatt.

Wurde dann das richtige Palmblatt gefunden beginnt die Lesung mit dem

1. Kapitel. In diesem Kapitel werden schon die wichtigsten Ereignisse, aufgeteilt in Jahre, bzw. Jahresfolgen (z.B. im Alter von 35 – 39…), dargestellt. Dieses Kapitel ist schon recht ausführlich und enthält Einzelheiten über die Herkunft, die Familie, die derzeitigen persönlichen Verhältnisse und die aktuelle berufliche Tätigkeit. Bei Unstimmigkeiten wird weiter ihr Palmblatt gesucht, bis das Richtige gefunden ist. Prinzipiell beinhaltet es schon eine gute Zusammenfassung der restlichen Kapitel, in etwas abgekürzter Form.

2. Kapitel. Dieses Kapitel enthält Details zur jetzigen Situation, sowie die Veränderungen in der Zukunft, betreffend Finanzen, Familie und Bildung. Sollten finanzielle Belastungen vorliegen werden auch Möglichkeiten beschrieben wie diese verringert werden könnten.

3. Kapitel. In diesem Kapitel wird das Verhältnis zu vorhandenen Geschwistern beschrieben, sowie Möglichkeiten zur Verbesserung der Familienverhältnisse.

4. Kapitel. In diesem Kapitel geht es um die Mutter, Vermögen, Grundbesitz und Fahrzeuge.
5. Kapitel. Hier geht es um die Kinder. Falls es noch keine gibt, bekommt man gesagt ob man welche bekommt, gegebenenfalls auch wie viel vorgesehen sind, oder die Gründe warum man eventuell keine Kinder bekommen kann.

6. Kapitel. Bei diesem Kapitel geht es um Feinde, Schulden, Krankheiten und Rechtsstreitigkeiten. Auch hier bekommt man Lösungsvorschläge zur Überwindung dieser Probleme.

7. Kapitel. In diesem Kapitel geht es um die Ehe. Man bekommt gesagt, in welchem Alter man wahrscheinlich heiraten wird, ob die Ehe ein Erfolg oder Misserfolg ist oder ob es Hindernisse gibt. Auch hier werden die Gründe genannt und geeignete Abhilfemaßnahmen vorgeschlagen.

8. Kapitel. Hier geht es um Gefahren, Unfälle oder lebensgefährliche Ereignisse. Außerdem wird hier einem gesagt wann der Zeitpunkt des Todes ist. Aber nur wenn man es auch möchte. Man wird schon vorher gefragt ob man das wissen möchte.

9. Kapitel. In diesem Kapitel geht es nur um den Vater.

10. Kapitel. Hier werden Voraussagen über den Beruf oder Geschäftstätigkeiten gemacht, ob ein Orts-

wechsel ansteht, sowie positive und negative Begebenheiten.

11. Kapitel. Hier werden ebenfalls Voraussagen über einen Gewinn in der Geschäftswelt und im Leben gemacht, sowie eventuell über eine zweite Ehe.

12. Kapitel. In dem letzten Kapitel geht es dann um Ausgaben in diesem Leben, und das nächste Leben.

Nach Ende der Lesung kann man noch Fragen stellen. Die meisten werden schon anhand der Lesung beantwortet. Es ist dennoch sinnvoll sich im Vorfeld Gedanken zu machen was ich vielleicht wissen möchte. Wenn ich zum Beispiel wissen möchte ob ich eventuell Lottomillionär werde, kann man auch solch eine Frage stellen. Man bekommt auch diese beantwortet. Ob ja oder nein erfahren sie dann.

Jetzt haben sie in etwa einen Überblick wie so eine Lesung abläuft. Eine Lesung dauert im Schnitt ca. 1 Stunde. Dann kommen noch ihre Fragen hinzu.
Nun stellt sich allerdings auch die Frage nach dem Sinn und Zweck solch einer Bibliothek und den Palmblättern und den Archiven.

Nach den Aussagen der Nadi-Reader wurden die Bibliotheken geschaffen, um das Schicksal von bestimmten Menschen zu bestimmten Zeiten besser oder anders gestalten zu können. Das bedeutet allerdings nicht, dass das für sich vorgegebene Schicksal (sofern man dieses akzeptiert) vollständig abwenden lässt, sondern nur, dass es mit den gemachten Informationen und den daraus resultierenden Verhalten günstiger gestaltet werden kann.

Die Rishis hatten die Fähigkeit, über die Zeiten hinweg, die Schicksale der Menschen zu sehen und nutzten diese, den Menschen damit eine wertvolle Hilfestellung für ihren Lebensweg zu geben. So hinterließen sie uns und allen zukünftigen Generationen die Aufzeichnungen auf den Palmblättern, um wenigstens den Menschen, die wirklich nach der Wahrheit und den für sich richtigen Weg suchen, zu einem glücklicheren und erfüllteren Leben zu verhelfen.

Abschließend lässt sich sagen:
Eine Palmblattlesung gibt einem einen Einblick in seine Lebensaufgabe, in Beziehungen, spirituelle Entwicklung, usw. Sie kann uns helfen, wichtige Entscheidungen zu treffen, auf Herausforderungen vorzubereiten und den eigenen Weg des Glücks und des Erfolgs zu finden.

Mit Hilfe einer Palmblattlesung erfährt man auch welches Potential[36] in einem steckt. Ein Potential, das vielleicht in einem viel zu lange schlummert, weil man letztendlich nicht oder erst viel zu spät das erreicht, wozu man normalerweise fähig wäre. Das Wissen um den ei-

---

36 **Potential** = Leistungsfähigkeit (Fremdwörterlexikon)

genen Lebensplan kann einem inneren Frieden schenken, während man mit diesen Erkenntnissen seine Energie genau auf die Ziele und Pläne richten kann, die man ja nach der Lesung kennt, und sich im Leben nun erfüllen können.
Bei all dem was sie nun erfahren haben, vergessen sie dabei aber bitte eines nicht: Den eigenen Weg müssen sie selbst gehen! Sie haben dabei aber auch immer noch den freien Willen, mit dem sie letztendlich entscheiden können ob sie die Möglichkeiten, Kenntnisse und Potentiale, die sie erfahren haben, nutzen wollen. Bedenken sie aber auch gleichzeitig dabei, wenn sie diese nicht so nutzen wie sie ihnen vorausgesagt wurden, dass sich dann auch wieder ihr Lebensplan ändert. Oder sie gegen diesen handeln. Ob sich dann eine Lesung gelohnt hat bleibt natürlich ihnen überlassen. Sie können sich dann ja wieder über ihr Schicksal beschweren. Aber auch jederzeit wieder ändern. Ganz wie sie wollen.

Ich möchte sie aber auch warnen, wenn sie sich auf eine Lesung einlassen, und sich von dieser bestimmte Erwartungen erhoffen, kann es durchaus sein, dass sie hinterher davon schwer enttäuscht sind, weil sich ihr Kopf oder Ego sich etwas anderes vorgestellt oder gewünscht hat. Am besten ist es sich ganz ohne Erwartungen eine Lesung geben zu lassen. Ganz nach dem Motto: Je weniger ich erwarte, desto weniger werde ich enttäuscht sein. Das sollte man sich vielleicht zu einem seiner Lebensmottos machen. Hilft, sich viele Enttäuschungen zu ersparen. Ich spreche da aus Erfahrung.

Ich für mich kann dazu nur sagen, dass es für mich die bisher beste Entscheidung war, die ich je getroffen habe. Mein Schicksal wollte wahrscheinlich, das ich erst 2018 die Möglichkeit bekam zu solch einer Lesung. Einerseits bereue ich, das ich nicht viel früher von der Möglichkeit erfahren habe sich über eine Palmblattlesung sein Schicksal lesen lassen zu können. Ich hätte mir wahrscheinlich einige Umwege sparen können.

Andererseits bin ich froh, dass ich nun eine Lesung hatte. So nach dem Motto: Lieber spät als nie. Mit den Voraussagen die ich bekommen habe, kann ich sehr gut leben. Ich weiß auch nun, dass die Entscheidung, die ich 2004 getroffen hatte, Heilpraktiker zu werden, die Richtige war. Meine Berufung und Lebensaufgabe ist es, zu heilen. Egal ob als geistiger Heiler oder als Heilpraktiker mit den verschiedenen Therapiemöglichkeiten.
Diese Lesung brachte mir die Klarheit und Wahrheit. Klarheit über meinen Lebensweg- und Plan. Und die Wahrheit über meine Berufung.

Da ich nun weiß wie meine Zukunft und mein Schicksal aussieht bin ich nicht mehr auf der Suche nach dem was mir das Leben noch bringt oder bieten kann. Ich kann nun auch die Menschen verstehen, die sagen, dass sie Spaß und Freude daran haben bei dem was sie tun. Und sie damit glücklich sind. Ob das nun eine Lehrerin oder ein Lehrer ist, eine Angestellte oder ein Angestellter, eine Polizistin oder ein Polizist, oder was auch immer. Sie haben mit hoher Wahrscheinlichkeit auch ihre innere Klarheit und Wahrheit gefunden. Auf oder über welchen Weg auch immer. Auch wenn es vielleicht nicht so viele in der heutigen Zeit sind. Ihnen allen gratuliere ich, dass sie sich ihrer Klarheit und Wahrheit bewußt sind, und letztendlich dadurch auch zu einer gewißen Weisheit gekommen sind. Weisheit im Sinne von Weise und Wissen. Mit solch einem Bewußtsein lebt es sich leichter und angenehmer. So empfinde ich jedenfalls. Und warum sollte das nicht auch so bei den Anderen sein?! Auch Sie können das sein. Vielleicht sind Sie ja nur einen Schritt davon entfernt. Es ist vielleicht nur der Eine berühmte Schritt den man gehen sollte. Aber wie schon erwähnt, gehen müßen Sie ihn selber.

Und das ist mein Palmblatt.

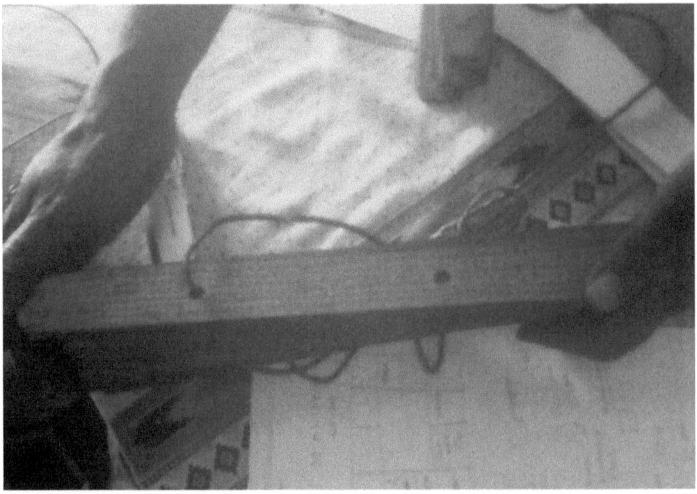

Schlußwort

Sie kennen nun einen Teil meines Lebensweges. Ich habe mir früher auch öfters mal selbst im Weg gestanden. Im Laufe der Letzten rund 20 Jahre habe ich jedoch, Schritt für Schritt, immer mehr zu mir selbst gefunden. Durch all die verschiedenen Themenbereiche, die ich Ihnen hier im Buch näher gebracht habe, wurde ich bewußter und klarer in dem Tun was ich tue.

Den Titel **›Klarheit und Wahrheit‹** habe ich bewußt gewählt. Er beruht auf der Tatsache, dass ich schon ab der Ersten Rolle bei einer Familien-Aufstellung, in der ich stand, diese so klar und wahrheitsgemäß wiedergegeben habe, dass selbst die damalige Aufstellerin bestätigte, das ich die Person so gut wiedergegeben hätte als würde diese selbst da stehen. Die Gestik und manche Ausdrücke die ich von mir gab waren dieselben wie von dieser Person. Und ich versichere Ihnen, dass ich weder die Person von damals noch heute kenne. Ich hatte und habe auch nie etwas mit dieser Person zu tun. Es scheint so etwas wie eine Fähigkeit oder ein besonderes Talent von mir zu sein. Das ist auch bis zu meiner letzten Aufstellung so geblieben.

Dazu passt vielleicht auch diese eine kurze Geschichte. In einer sehr zeitig gesehenen, früheren Aufstellung wurde einmal ein Bekannter von mir vor einer Aufstellung gefragt, ob er einen Ratschlag hätte wen sie für die verschiedenen Rollen nehmen sollte. Mein Bekannter antworte daraufhin kurz und knapp: Wenn sie die

Klarheit und Wahrheit erfahren wolle, dann solle sie mich nehmen. Ich sage immer knallhart und schonungslos die Wahrheit. Allerdings muß sie dann auch damit klar kommen. Seit dieser Zeit heißt es immer, wenn ich bei Aufstellungen dabei bin, wenn jemand die schonungslose Wahrheit und Klarheit haben möchte, solle er/sie mich nehmen. Das soll jetzt nicht heißen, dass Andere, die sonst anstelle von mir, in der Rolle stehen würden, die Unwahrheit oder nicht die ganze Wahrheit sagen würden. Dem ist nicht so. Sie drücken sich nur anders aus. Sie finden andere Worte, die vielleicht manchmal nicht so verletzend sind. Ich bin dahingehend direkter und falle sozusagen auch mit der Tür ins Haus, wenn es sein muß. Was nicht immer jeder/jedem gefällt. Aber keine Angst. Nach der Aufstellung ist das alles vorbei. Ich bin dann wieder aus der Rolle raus und entschuldige mich dann auch bei der Person, die ich eventuell angegangen bin. Immer mit dem Hinweis, dass ich nur das wiedergebe was ich empfinde oder empfange. Es ist nie persönlich gemeint. Zumal ich auch die Person nicht kenne.

Ich habe allein durch die Aufstellungsarbeit sehr viel erfahren dürfen und auch gelernt. Es ist eben nicht immer alles so klar und wahr wie es manchmal den Anschein hat. Da ich auch schon in vielen verschiedenen Charakteren stand habe ich heute einen anderen Blickwinkel darauf, warum manche Personen so sind wie sie nun mal sind. Das macht nicht nur das Leben, sondern auch den Umgang mit diesen Personen, leichter. Man bekommt ein anderes Verständnis dafür und geht dementsprechend Vorurteils- und Bewertungsfreier damit um. Für mich, meine Klarheit und Wahrheit, eine sehr Lehr- und Erfahrungsreiche Zeit. Ich möchte sie nicht missen. Ebenso wie alle anderen Erfahrungen und Kenntnisse.

Nun kennen sie auch den Hintergrund von dem Buchtitel. Vielleicht hilft Ihnen ja auch das Eine oder Andere dabei in ihre Klarheit und Wahrheit zu kommen. Ich wünsche es Ihnen von ganzem Herzen. Für ein leichteres, entspannteres und angenehmeres Leben.

Bleiben oder werden sie glücklich und gesund!

Informationsnachweis

Fremdwörterlexikon
Karl-Dieter Büntig & Dorothea Ader
Isis Verlagsgesellschaft AG Chur, Schweiz, 1993

Internetnachweis
https://de.wikipedia.org/wiki/Deutschland

Foto Buchumschlag
Lizenzfrei von http://media.gettyimages.com